黄达夫　著

永远站在病人这一边

漓江出版社
桂林

本书由台湾远见天下文化出版股份有限公司正式授权
著作权合同登记号桂图登字:20-2014-241 号

图书在版编目(CIP)数据

永远站在病人这一边/黄达夫 著. —桂林:漓江出版社,2016.3
ISBN 978-7-5407-7739-5

Ⅰ.①永… Ⅱ.①黄… Ⅲ.①医疗保健事业-概况-台湾省 Ⅳ.①R199.2

中国版本图书馆 CIP 数据核字(2016)第 008342 号

策　　划:郑纳新
责任编辑:胥婷婷
封面设计:李诗彤
照　　排:钟　玲

出版人:刘迪才
漓江出版社有限公司出版发行
广西桂林市南环路 22 号　邮政编码:541002
网址:http://www.lijiangbook.com
全国新华书店经销
销售热线:021-55087201-833

山东德州新华印务有限责任公司印刷
(山东省德州市经济开发区晶华大道 2306 号　邮政编码:253000)
开本:880mm×1 230mm　1/32
印张:8.375　字数:190 千字
2016 年 3 月第 1 版　2016 年 3 月第 1 次印刷
定价:33.80 元

如发现印装质量问题,影响阅读,请与承印单位联系调换。
(电话:0534-2671218)

出版前言
另一个年代,另一种呼唤

高希均

(一)

"天下文化"是以传播进步观念为志向和事业的出版社,走过了三十年,出版了二千余种书;这使我们自己也惊喜,因为经营的资金靠自己,收入的来源靠读者,社会上一直有逆耳的忠言:"害一个人叫他从事出版。"此刻我们相信:出好书有好报。

创立于1982年,那是台湾地区的一个意气风发、急起直追的年代,知识饥渴、向外学习的年代,那也是一个政治上威权、党外运动萌芽发展的年代,那更是个人生命力施展与冒险的年代。回望那段历史,真是台湾快步前进的黄金时期。

2012年的台湾已进入另一个年代——前进中产生了迷惘,改变中遇到了泥石流。

　　四小龙"经济奇迹"中的台湾,在全球竞争力排名中仍位居前十名,但面对世界政治经济的急剧变化,台湾的应对与调适不够快,不够准,十多年来一直陷入困局。

　　民主的"宁静革命"带给台湾人莫大的骄傲,但也同时带来了不宁静的折腾。幸有2008年马英九的当选,打破了两岸僵持,否则,台湾更将被抛在世界舞台之外。

　　令人难以预料的是,民主的果实在台湾还未硕壮,在西方国家流行的四个"民主病",却同时提早出现在台湾:政党对立互斗,利益团体操纵,媒体偏两极化,中产阶级冷漠。

　　在"民主病"蔓延之下,知识分子必须挺身而出,发出另一种理性的呼唤,这就是为什么"天下文化"在三十周年,由王力行、张作锦与我发起,要出版十本自选集。

　　这套选集,取名为"前进的思索",汇集了社会上大家推崇的作者。他们有专业、有热情、有理想,不断以文字、演讲、专著及实际参与等方式与社会各界分享他们的才情、焦虑与思索。

　　十位作者有开创人间佛教的星云大师,兼具深厚科学与人文素养的沈君山,新闻媒体人张作锦,倡导法律正义的陈长文,"永远站在病人这一边"的黄达夫,"教育创造未来"的洪兰,充满"台湾想象"的严长寿,"星空之下永远有路"的姚仁禄,"与时代的对话"的王力行,以及自己的"宁静革命不宁静"。(其中由于沈君山的健康,他的自选集由张作锦与沈夫人曾丽华编选。)

（二）

　　十位作者的共同愿望是通过他们的自选集，能够凝聚社会向上的力量，产生我们期盼的"前进的思索"。

　　"前进的思索"是跨党派，跨族群，跨时代，跨私利。凡是对社会长期发展有利的观念、政策、主张，一起来献策，一起来思考，一起来推动。十本选集所提倡的包括了教育的革新、创新的推动、正义的落实、宗教情怀的分享、医病关系的改进，也包括了要走向均富、创造就业、扩大税基、节能减碳、两岸双赢等。

　　如果因为这十位人士的说服力，"思索"产生了良性的互动及改革的力量，那么失去信心的台湾人民，也许渐渐地会发现：

　　1.媒体及民意代表减少了起哄及作秀，评论时展现了理性的平衡。

　　2.争取自己人权与自由的同时，减少了伤害沉默大众的利益。

　　3."利益团体"不会明目张胆地自私与强势。

　　4.除了低收入及弱势团体需要照顾，"有能力的人多付税"，财政赤字必须要下降。

　　5.二种心态必须要去除：（1）靠"保护"来阻挡开放及外来

的竞争;(2)靠"白吃午餐"来占公家及别人的便宜。

6.高层执政者,必须要通过各种方式(如辩论、座谈、专访),说服大多数人民,加快各种改革。

"另一个年代"就是一个"痛定思痛"的年代,因此,"另一种呼唤"必须是"前进的思索"。

2012 年 6 月于台北

目录

自序

第一部　医师的选才与养成教育

第二部　把病人的利益放在自己的利益之上

第三部　诊治健保

第四部　医院管理就是质量管理

第五部　高科技的迷思

健保改革要成功,需要人民参与

不久前,高希均先生邀我出版一本"自选集",促使我翻阅了过去二十二年间发表在报纸杂志的文章以及一些演讲记录。因为,医疗是我的专业,也是我回台湾后全心专注的工作,所以,文章的议题离不开台湾的医学教育、医疗质量与健保制度。大略看过一遍以后,发现二十几年来,我似乎每过一阵子,就重复一遍我曾经谈过的事或说过的话。在此先为我的唠叨向读者道个歉。

然而,以下现实证明了我这二十年的呐喊并不是杞人忧天:最近护理界不但走上街头,还上网抗议美国 CNN 报道的台湾健保背离真相;阳明大学医学院第一届第一名毕业生、"中国医药大学"医学院外科部主任王惠畅,在医师生涯的高峰选择退出令他心寒的医疗现场;台大医学院住院总医师洪浩云,在即将升任台大主治医师的时刻,决定逃离健保制度,从事医学美容。我极不愿看到的后果，终于发生了！怎不令人痛心疾首。

这一切其实是可以避免的。当初地区政府为了选票，仓促推动全人健保。因来不及设计出一套公平、合理的支付制度，而沿袭了早已弊端百出的劳保旧制。当时政府的态度大概就是"先求有，再求好"，因为急就章，七拼八凑的结果完全迷失了健保的核心精神。所以，当我听到新上任的财政领导张盛和说这话时，极感焦虑，不禁要大声疾呼，千万别重蹈健保的覆辙，还是"先求好，再求有"比较妥当。台湾没有本钱再承担一个错误的政策！

这中间，最最不幸的是，当时台湾医界的领导阶层缺乏宏观的视野与社会责任感，不但没有为了维护医疗质量及健保的永续经营，义正词严地促成"卫生署"修正谬误的支付制度，还在健保开办的几天后，联合起来运用他们的影响力，破坏转诊制度，订定同工不同酬的给付标准，来保障十几家医学中心的利益。并且，以绩效支薪制度鼓励医师冲门诊量，抢食健保大饼，导致医学中心主治医师疏忽了对住院病人的照护，荒废了临床教学的责任。结果缺乏督导的医学生、实习及住院医师就沦为担负病房工作的廉价劳工。从此，全台湾大小医院都以成为医学中心为目标，引发扩院、武器竞争及抢住院医师的恶风，终致医疗体系头重脚轻、基层萎缩、医疗形态愈变愈扭曲、医疗价值观混淆、医疗风气恶化、医患关系紧张、医护士气低落、医疗质量沉沦。

　　直到去年，“监察委员”黄煌雄花了一年半的时间，约询领导及负责人共一百零二人，医师超过三千人，实地访察两百四十五家医院、诊所后，整理出超过四十万字的调查报告，内容充实，资料完整，且有凭有据，足以成为健保改革的基础。黄委员的执著与使命感，深深感动了我。

　　今天台湾的医疗体系正在加速崩溃中，健保的改革刻不容缓。因为全员健保是个事关多方利害，多方利益都须兼顾，并在利益相互冲突中追求公平正义的复杂政策。其中最重要的利害相关人就是台湾的人民。所以，健保的改革要成功，需要人民的参与。只有在人民、医界与政府之间对于全员健保达成“要什么？不要什么？”的共识后，共同设计出来的制度才可能为人民买到“健康”，为医疗工作者找回“专业的尊严”。

第一部

医师的选才与养成教育

医学教育之我思我见

　　医学在过去二十年里有极快速的发展，尤其是在分子生物机转与许多疾病致病原因的了解，以及正确诊断与处置方面的进步更是明显。然而，疾病的治疗虽然愈来愈有成效，但是在医学技术的快速进展与医疗处置日形复杂的同时，我们逐渐忽视了一件十分重要的事，那就是医师与病人之间的互动关系。这也是我今天想要与大家一齐探讨的重点。

　　医疗工作绝对不只是将科学的理论运用于治疗生物体的异常而已。医疗工作的重点应该是病人，病人的利益是医疗工作所追求的目标。但是，因为现代医学所带来新科技的影响，使得这个目标愈来愈难以掌握。由于众多仪器的介入，医师逐渐看不到病人，当医师愈来愈依赖仪器来帮助他们做出诊断时，相对地，他就忽视了每一位病人其实是不同的、复杂的生物体。我们固然是生活在一个不断受到新科技影响而快速在改变的世界，然而这中间始终还存在一个不变因子，那就是人性的尊严，它也是所有人类互动行为的基础。

对病人的苦感同身受

在阐述医疗工作的人性面以前，我们有必要先彻底了解身为病人的感受。基本上，病人与你我并没有什么不同，只不过是由你来为他解决一些健康上的问题。当他向你求援时，怀着对自己健康的不安与疑惑。当他走进医师诊间的时候，他立刻面临一个陌生而不友善的环境，尤其是当他罹患了可能致命的疾病时，例如冠状动脉疾病或癌症，他甚至会很恐惧。在脑子里的最前端，他可能也担心着医疗费用："我付得起医药费吗？"在他们把自己的生命交给医师的同时，他更有失控的感觉。

所有这些感受，很多医师可能不会察觉。除了疾病带来的疼痛与折磨外，他的脑海里还会出现一些阴影与威胁感，包括可能会丢掉工作，甚至失去家人与朋友。我们有时会听到乳癌病人在接受乳房切除术后失去了丈夫与爱情，或是子宫颈癌病人被丈夫遗弃了。由此可见，病人面对的问题往往远超过疾病本身。

当我们认识体会到病人处于身体与心理的双重煎熬时，我们应该给予同情。但是我们该从何处开始呢？我们可以从两个方面着手：首先，医师应该了解疾病，否则无法帮助病人。因此，医师必须有完整而坚实的医学训练。稍后我会讨论如何得到这样的训练。进一步地，我们应该能够了解病人对我们的期待，这个部分除非是在特别优秀的医学院，很少能够从医学教育中获得，只有仰赖医师本人对他人的遭遇有感同身受的天性。为了要对除了肉体折磨外还有复杂情绪的病人提供适当的照顾，医师必须真正了解病人的需求，这是很大的挑战。然而，并不是每一位医师都具有感同身受的敏感度，要如何具备能同时照顾心灵与身体的人格特质呢？要回答这个问题，我必须从医学前的教育条件谈起。

什么样的人应该选择医疗为他的职业？社会应该鼓励什么样的人从事这项辛苦的工作？这个问题与社会价值观紧紧相扣。智商指标与学业成绩可以作为仅有的标准吗？是否有同等重要的其他特质需要考虑？一旦作了选择，如何打好从事医疗的基础？只是配合完成学校课程是否就足够？或是个人必须积极主动致力于自身的教育？最后，社会对于医师的养成教育扮演什么角色？接着，医师如何拓展自己的视野？想要回答这一连串的问题，让我们先来考虑几个观点。

同情心与人文关怀

什么样的人适合从事医学？除了专业的修养外，理想的医师应该是一位富有同情心与爱心的人，最重要地，要愿意将病人的福祉视为自己的责任。同情心与人文关怀的本质便成为选择医学生最重要的标准。这些特质能不能培养？那么，我们就进一步来探讨，人类与动物的差别在那里？答案是，只有人类本身能够参与决定自己的生命过程。

犹太法典《塔木德》的引言说得很清楚：

> 如果上帝本来就想要人类没有困惑，为什么不在一开始就这样安排？在万物当中，人类是唯一享有与造物者共同决定自己命运的特权的个体。换句话说，在所有的动物里面，我们是最不肯听命于基因使唤的。无论是善良或罪恶，我们有能力塑造自己。因此虽然我们被赋予人文关怀的本质，却也可能因腐败而终致毁灭了自己。
>
> ——转引自《美国心灵》，比尔·莫耶斯编著

人类的确有自由意愿去选择好与坏，而在生命终了的最后评价，则是决定于他经过自主选择所塑造出来的生命。选择从事医疗工作，就是将我们人文关怀的特质表现于服务病人的一项终身承诺。这项超越其他一切的承诺，是作为一位医师最重要的条件。

成为医学生还需要其他什么条件？由于医学有那么多的信息需要学习，以及新科技发展的快速，我们自然会期待每一位医学生拥有高的智商。为了经得起基础与临床科学的严格训练，医学生需要有快速学习的能力。要做一位称职的医师，

必须熟习广博的医学知识，从基础的核酸结构与功能，到复杂的神经科学，以至于高科技仪器的原理。

人道主义的敏感度

但是，一位好医师具有科学家的头脑与训练仍是不够的。决定一位医师是否优秀的准则，应是人道主义的敏感度。我所谓的敏感度是跟对音乐、诗词、绘画与建筑等的欣赏能力类似，对声音、颜色、文字与形象有深度感受，而不只是察觉出它们的存在。唯有经过我们内心去体会所滋生的美好感觉，这些有形的物质才能变得无价与永恒。所以，去区分卓越与平凡、健康与病痛、情况的好转与恶化，能洞察极微妙而非形之于外的现象，这就是敏感度。

因此，从事医疗工作的时候，领悟力较差的往往只看到病的一部分，而敏感度较高的就有机会可窥见全貌。这个能力深深影响医师照顾病人的质量。所以，具有真正的敏感度是作为优秀医师的另一项重要标准。医师不但是一位科学家，也应该是一位人道主义者。

从事医疗工作的人还应该有服务社会大众的公益心。他不但要随时与疾病抗战及照顾病人，也必须有服务社会的准备。医师的社会责任，包括作为培养下一代医师的教育者，作为贡献邻居的小区成员，更要将改进台湾医疗水平与对所有人提供健康教育视为己任。总之，一个富有悲天悯人之心，有智慧、敏感度与有公益心的人，即是适合从事医疗工作的人。

但是，具有这些特质的人不一定有兴趣从事医学，我们如何吸引他们走入医学？我们经常得仰赖社会为我们建立一个合理的酬报系统来吸引适当的人担任适当的职务。事实上，这在任何一个社会都是个很困难而且仍然没有解答的问题。如果这个社会始终围绕于功利的追求，那么功利就会成为大多数人做决定与选择的依归。唯有当一个社会能平衡地包容多元的价值观，我们才能期待总有一些人会比较愿意去从事付出多于取得的工作。

坚实的基础医学背景

我们应该如何教育未来的医师去面对未来工作的挑战呢？医学生必须有坚实的基础医学背景，足以应对21世纪的医学。此阶段的教育应该包括分子基因学、生物化学、生理学、药理学与生物统计学等，以及使用计算机的常识。医学院应当提供有利这些学习的环境，教学的方法尤应着重鼓励与启发。借由背诵与记忆的学习与课程应该减至最少，学生与学生、学生与教师之间的互动，以及课堂的讨论应该增加。应该鼓励学生发问并积极与教师主动接触。教师应该视学生地位为平等，并能接纳他们提出的想法。

　　在临床训练阶段,学校应为医学生准备一套完整的学习课程。一开始,学生必须培养合乎逻辑思考与正确分析的能力。教师应该以病人为范例来教导适当的照顾病人的模式,包括用什么样的态度去与病人互动,如何根据病人的主诉决定做那些检查,来确定诊断,然后,如何判断什么样的治疗是最适当的。这整体诊治计划的观念应该深植于学生心中。他们应该了解,疾病处置不应只是进行手术或处方,而必须以全方位的、合乎逻辑的方式去谋求病人健康的恢复。

　　此阶段的医学教育的核心应该是训练医师成为一个人道主义者,不断地要求自己以合理的步骤去做诊断,并小心翼翼地去计划治疗。进行治疗计划时必须牢记,病人是有感觉的"人",而不是书本上描述的病例。医学生还必须养成不厌其烦、万无一失的工作习惯。更重要地,在进行诊断时,学生应该时时提醒自己,诊断本身永远是一种趋近而不是绝对的,所以,不能忘记时时需要修改订正,不断地评估治疗结果。

　　接下来的问题是医师如何增强对人性的了解。任何人的人生经验都是有限的,而生存在极复杂的社会文化中的病人的复杂性则是无限的,即使是一位训练有素、经验丰富的医师,也只能从他相对极为狭隘的经验范围去观察、感觉。他的情况,根据中国的成语,是以管窥天、以蠡测海。作为一个科学家,常不习惯承认周围的世界其实不是黑白分明的。并且,科学方法只能带领我们去了解既存的事实,然而,世上还有很多的未知。面对这样的困境,我们如何拓展自己的视野与常识?

多阅读文学作品

　　我个人认为最好的方法就是阅读文学作品。文学能提供什么超越科学领域的东西呢？文学提供给我们借由不同作者的细腻观察去了解人类行为的机会。虽然读尽了世界上所有作品也无法让我们熟知生命的全部，但如莎士比亚的十四行诗或日本的俳句多少都能带领我们去体会千变万化的人生百态，帮助我们看事情、想事情时，有更多的弹性去适应生活中各类的挑战。

　　文学作品对于人性的刻画，使我们能够进入人类各种阶层的世界。同时，让我们有机会认识自己生活中不可能遇见、与我们的背景有极大差异的人，从而学到不同的思想与价值观。雨果的《悲惨世界》就让我对人类所受的苦痛留下无法忘怀的记忆，以至于当我在费城南方临近贫民窟的地区工作时，更能了解病人的想法与他们的需要。托尔斯泰与陀思妥耶夫斯基的小说严厉而深刻地刻画人性与道德问题，阅读这些作品让我见识到我永远不可能亲自体验的人生。曹雪芹的《红楼梦》与高尔斯华绥的《福尔赛世家》分别描述中国与英国的大家庭生活。两位作者描述了不同社会里错综复杂的家庭关系。人性的表现，有时崇高，有时卑鄙，让我们领略了东西方人行为的类似处。接触这些作品，使我们对人性本质有更深层的认识。有一天我们就能运用这些心得去与病人与同僚互动。从容面对工作上所遭遇的不同情况，而成为更能体贴病人需求的医师。

在所有的专业里，我觉得，医师这个职业要做好是相对困难的，因为我们必须具备多元的能力。一开始，为了将医学的知识与技术运用于治疗病人，我们必须是一个好的科学家。而且，我们还必须具备对病及病人极敏锐的分析与观察能力，才能作为一个好的照顾者，我们还须处理生与死的问题，并经常要在道德领域里挣扎，说我们也是伦理学家并不为过。

另外，我们一边要肩负社会责任，同时也要维持自己合理的私人生活。这些都是对医师的要求，我们能符合这些期望吗？我认为，唯一的答案在于从事医疗工作者必须要有强烈的使命感，也要与同僚建立密切的互助关系。当我们与病人维持良好的病医关系时，病人的回馈就会带给我们力量，与同僚密切合作，互相帮助，就能容许我们维持合理的私生活，我们才有可能去达成作为医疗工作者几乎永远无法完成的无穷尽的责任。

1992 年 1 月 27 日中韩医学生会议演讲

（陈照姿译自英文讲稿）

集结共识为培养优良医师努力

医学教育确实是医师养成过程中最重要的一环。在这个观点上,我和蔡景仁教授是一致的(《医师养成的本质与内涵》,载于6月29日《自由时报》)。事实上,教育部门也有同样的认知,所以在三年前委托台湾成功大学医学院创院院长黄昆岩教授成立"台湾医学院评鉴制度"(TMAC)来监督、指导台湾岛内医学院入学方法及医学教育内涵的改善与革新,希望借着这个机制来提升岛内的医学教育。

我个人在国外行医、教学三十多年,在台湾行医、教学也已进入第十三年。这些年来,接触了不少来自各医学院、医院的医学生与住院医师。我发现他们与美国医学生和住院医师最大的不同是,台湾有相当大比例的医学生与住院医师并不了解医疗工作的原动力,是来自对"人"的关心以及对生命的尊重,而不只是对医学的兴趣。

不少人以为诊断和治疗疾病才是他们的工作,对于照顾病人并没有多大的兴趣。我一直认为,如果只是对医学有兴趣的人大可不必当医师,而应该进入医学研究领域。我多年的观察更发现，只有真正关心"人"的医师才可能为病人赴汤蹈火，帮助病人做生死的决战。缺乏这种人格特质的医师，往往在紧急关头只想保护自己，而不能为病人作出最正确、最有利的决定。

由医学院来选择医学生

所以，在入学那一关，选择适合当医师的医学生是非常重要的。当然，我也承认，不管怎么用心选择，仍然可能选错人，就跟我们选择人生伴侣一样。所以，除了入学时须用心筛选适合当医师的医学生外，在医学院及住院医师训练期间，不能忽略对于有问题的人，提供咨询并主动辅导，甚至及早为不适任的医学生、住院医师另寻出路，这也都是医学教育机构非常重要的责任。等领到执照或专科医师证书的阶段再做淘汰，应该是万万不得已时才用的手段。因为，这时再处理，不但浪费了庞大的教育资源，而且也虚掷了一个人多年的职业生命。

话说回头，要培养优良的医师，必须在入学方法与教育内涵两方面去努力。既然教改已经上路，与其抱残守缺，不如好好重新出发。就是因为我们深深了解，由医学院来选择医学生，在台湾是一种新的尝试，所以"黄达夫医学教育促进基金会"选择在这个时刻举办第一次"如何选择医学生"研讨会，目的就在邀请台湾所有医学院的领导人物从台湾外经验的分享中，共同研议、学习如何把选择医学生的过程做好。

　　这一次的研讨会，只是一个开始，将来还要持续举办学习营，并将针对各种已经发生或可能发生的问题共同研究解决的办法。事实上，"如何选择甄审委员"也是一个非常重要的议题。从过去半个月来不同意见的表达，我很高兴看到这个社会上还存在着讨论重要议题的热情。把事情讲清楚，说明白，将无谓的误解消除后，就能集结共识，齐心协力为医疗的困境寻求解决的方法，使台湾的医疗质量逐步向上提升。

后记

　　从第一次举行"如何挑选医学生研讨会"后，基金会至今已举行过十七次为期一至三天与医学教育有关的学习营，讲师包括哈佛大学医学院院长、斯坦福大学教师培育中心资深教授等等。如今医学生甄选入学的百分比，已逐年提高。

云门舞集的启示

最近在杂志上看到林怀民先生说："中国人说的'功夫'是技术、能力和时间，艺术是要下功夫的，如果谈太多'创意'，好像有点子就 OK。（然而）没有'功夫'，点子就无法落实，文化的东西绝对是要深耕的。"这段话令我有很深的感触。

老实说，我自 1965 年离开台湾，一直到十四年前回台湾，中间二十几年，回台湾次数不多，每次停留时间也很短暂，因此没有机会认识云门舞集。首次观赏云门舞集时，真是很大的震撼。除了被林怀民先生的创意所感动，对团员的纪律，印象更是深刻。因为纪律正是台湾所缺乏的。

记得我回台湾后不久，有位朋友跟我说，他在一个公开场合听到一位台湾医界大佬说，黄达夫回台湾根本没有带回什么创新的癌症疗法（新点子），不可能为台湾癌症医疗做出什么贡献。当下，我很认真地跟这位朋友说，我回台湾设立癌症中心，只是想跟一群有心人一起努力练基本功。因为我深信这是台湾最需要的。

关键在基本功

其实从 1980 年台湾经济起飞，就有医疗机构宣称台湾医疗设备具国际水平。确实，在癌症医疗方面，台湾地区使用的药物、仪器并不落伍，但治愈率却只是美国的一半。根据我的观察，差别就在林怀民先生所说的"功夫"。也就是说，在诊疗癌症时，我们使用的"武器"如诊断仪器、手术方法、放射治疗仪器，以及化学药物，与国外并没有什么不同，可是结果为什么不一样？差就差在医师对癌症医疗了解的深度与遵循准则的程度有异。用一个更浅显的比喻，到底看食谱做菜与扎实修炼过的厨师是不可同日而语的。

这些年来，很多人跟我说，既然和信治癌中心医院照顾病人的成绩不错，是不是到中部、南部、东部去开分院，才能照护更多的病人。我的回答是我们不但不会到处设分院，原则上也没有计划扩大医院的规模。因为追求卓越是无止境的，我认为，我的同事在个人的专业修养方面，知识的涉猎还可以更广博、更深入，思考还可以更周全、更缜密，做事还可以更仔细、更透彻。进而在团队默契上，还需要更密集、更深度的沟通，更频繁、更贴近的磨合，去消除任何可能存在的间隙。我深信，当我们的团队将合作的功效发挥到极高的境界时，癌症的治愈率就会同步提升。

　　前些时观赏云门舞集三十周年的发表会,看到团员炉火纯青的舞技与无间的默契后,带给我更多的启发。不可否认,医疗成果就如舞艺表演,完全取决于医师或舞蹈家的功夫,功夫是要不断深耕的。如果医师能够体悟,每照顾一位病人其实就如舞蹈家每一次的公开表演一样,都要全神贯注,卖力演出,则每天工作时,不但不会不耐烦,还会更用心。

　　追求医疗过程的完美,就是一种成就与享受。

学生该带着什么离开学校?

这次美国杜克大学校长布罗海德(Richard H. Brodhead)应《远见》杂志二十周年活动之邀,在其论坛的演讲中提到培养全球化人才的重点,是鼓励学生跨越传统的界线,学习整合不同知识的能力,因为专门化的知识已不足以因应今日社会极度复杂的种种问题。未来的挑战是没有标准答案的,必须时时面对变化莫测的新状况,思索最佳的创新策略。

这让我想起临床教学的经验。这些年来,有多所医学院的学生曾经到和信医院接受短期临床教育。我们主张"从做中学",所以,刻意安排适当的工作量,目的是要让医学生有充分的时间去完整地了解每位病人的问题,并有足够的时间去搜寻文献,以及与师长讨论、请教,经过分析、归纳后,决定最适当的治疗策略,然后,将之施予病人,再观察并调整处置方法,从而学习为病人解决问题。

然而,在学生的心得报告中,大家都认同和信非常注重问病史与身体检查的做法,而且,教师也都视教学为他们工作极重要的一部分,热心与学生分享知识、经验与学习的乐趣。但是,有不少学生在说这些好话之前,总免不了要说:"虽然,在这个月中没有学到很多新知识和技术,但是……"显然,这些习惯填鸭式教育与反刍标准答案的学生还无法完全体会教育的真谛。

带着方法论才能解决问题

不久前,成大医学院创院院长黄昆岩教授在一次演讲中说:"大学生和中学生最大的不同在于,因怀疑而问了'WHY(为什么)'之后,还要问'WHY NOT(为何不)',并靠'外力'加强联系脑内掌管思考的额叶和新皮质。'外力'就是教育。"在信息这么发达的今天,新知识、新技术的获取可以从计算机随时取得。教师的责任是教导学生怎么动脑筋,和信着重的是训练学生逻辑思考、判断是非的能力。具备了这些能力,就能够自己去寻找答案,为病人解决问题。

黄教授也说:"孔子和苏格拉底时代,总有群学生跟随他们身后,现在仅医学院还保持类似的教学形式。"的确,教学回诊应该是医学教育的核心,但令人遗憾的是,当今台湾的教学回诊已徒具形式,而失去其精神了。

大多数教师只讲授有关病症的知识,讨论其治疗方法,而很少给学生发问和挑战的机会。更不可能带领学生就该病例可能牵涉到的医学伦理、医疗质量、医疗经济、生命观等问题做深入的探讨。我非常认同黄教授所说:"学校教育的关键在于最后带着什么离开。如果带着知识离开,知识的半衰期只有两年,两年后又变成脑袋空空。唯有带着'方法论'离开学校才能长久。"

今天的医学突飞猛进,浩瀚无疆,将来知识的半衰期可能更短。所以,重要的是学好解决问题的方法。2003年乌尔巴尼(Carlo Urbani)医师在医疗资源贫乏的越南发现新型传染病SARS,凭借的不是最新的检验仪器,而是问病史、身体检查和细心观察的基本功与逻辑推理能力,就是一个最好的例证。

人对了,事就对了!

3月12日《商业周刊》的封面人物是全球最杰出的执行长杰克·韦尔奇(Jack Welch),他是当期的客座总编辑,在访谈中分享他半世纪的成功智慧,强调人才培育的重要性。该刊封面上斗大的标题写着"人对了,事就对了"。我很高兴看到这句话,因为我深深认同他这个观点。

我回想我对"专业人才培育"这个观念的觉醒,应该追溯到我在美国接受住院医师与次专科训练的经验。从宾州大学医学院附设医院到杜克大学医学院附设医院,我所遇到直接督导我照顾病人的教师,多数都既有实力又极热心教学,而且,对待病人既体贴又周到。在那样的环境下熏陶,很快地,我就体会到从事医疗志业的意义和追求学问的乐趣。特别是看到几位让人尊敬的典范对于培育下一代的工作之用心与投入,恨不得把他们的经验与智慧全部移植到你身上,更让我深深感受到传承的重要性。见贤而思齐,我就这样投入医学教育工作,至今已经超过四十年。

十八年前我下定决心回台湾工作,而成为一所医院的经营者，但是，教育一直是我心中最重要的工作。到头来，医院经营的目的，就是要把病人照顾好，而只有全院同仁专业能力不断提升，才能把这工作做得更好，所以日常工作中，我绝大部分的时间都花在教育上面。

我很高兴知道韦尔奇花 70% 的时间在培育人才上面，他主要是培育奇异公司的主管，但是我的处境有些不同，因为台湾整个医学教育很不健全，所以，我除了经常向医院的行政、医务主管传达我的理念外，还得花很多时间在更基层人员的专业能力的提升上，包括护理人员、医学生、住院医师，以至于主治医师的再教育。

为医学教育的改革找出一条路

过去十八年来，我经常与医院第一线的医护人员有密切接触，所以，我对于医疗与医学教育的问题所在有很深切的认知。为求改善，这些年来我常在公开场合表达我对医疗与医学教育的观察。今天我很荣幸有这个机会与教育界的先进交换意见，我将很坦诚地提出我的看法与建议，我更希望能引发一场辩论，来厘清一些议题，为台湾医学教育的改革找到一条出路。医疗是我的专业，医学教育是我四十年来持续投入与关心的课题，所以，我将站在专业立场，专注于医疗专业人才培育与配套措施的讨论。

在前述韦尔奇这篇报道中,有一段"给年轻人的课外课"。他说年轻人常问他,"未来我如何能够成功",他的建议是,"选一个能激发你热情的工作,而且是你喜欢的"。有人问"我该学习什么",他的回答是,"有人会说生物科技是现在最热门的东西,但如果你没兴趣,也没有用!"我相信在座的各位教育家也会认同这些话。但是在台湾,联考填志愿时往往就违反了这个道理,只要能考高分,不管有没有兴趣照顾病人,第一志愿就是填医学院!

记得几年前,针对这个问题,我在《自由时报》写了一篇文章,点出台湾医学教育最根本的问题是:我们没有用心选择适合做医师的人进入医学院。根据我长年近距离的观察,发现目前台湾相当比例进入医学院的人,对于照顾病人并不感兴趣。他们之所以选择医学只不过是因为它是一份被社会尊崇的职业,而不是因为他们真正喜爱帮助病人。这种医师两三分钟就打发一位病人,所以,很难与病人建立良好的病医关系,更不容易从照顾病人的过程中获得满足感,转而把全部心思放在名或利的追求。恶性循环的结果是医疗形态愈来愈扭曲,衍生出很多的问题。

过去十二年健保又不断压缩给付,不少医院开始减薪,甚至关闭。许多医师更认为社会亏欠他们,日子过得愈来愈不快乐。根据不久前的报道,有60%的医师想转行美容医学。果真有这么多医师是在这种不健康的心态下从事医疗工作,他们就要想尽办法挣来他们自认为应得的报酬,遭殃的自然就是病人,而且健保资源的浪费更无法遏止。

所以,我认为医学生招生方式的改革刻不容缓。经过严格的程序,用心筛选真正乐于与人沟通、喜欢照顾病人、负责任又充满求知欲的人进入医学院,是最重要的第一步。我深信选到真正具有人文关怀的人,他唯恐伤害到病人,就会自发地用心学习,教育起来事半功倍。如果选错了人,往往花费极大的精神与力气,都得不到好效果。

抱残守缺无法解决问题

我以为这是一个极简单的道理,万万没想到那篇文章居然引爆了一场不小的论战。基本上反对的人并不否定我的道理,只是,他们都认为经过面谈以及参考联考成绩以外的数据选择医学生的方法在台湾行不通。大家异口同声地说,台湾的学生与家长会为面谈补习,会假造文书,而且评审委员会受到各方压力与关说而无法维持公平、公正的立场,唯有以考试分数做标准才最公平、公正。

我当时公开的响应是,这些评审委员是从各医学院的教师群中特别选出来执行这个重要任务的,他们应该有志于办好医学教育,会无私地做好评审的工作,为医界的下一代发掘最好的人才。但我心里不免暗想,如果医学院的教授都认为他的同僚不能公正地执行评审工作,也没有能力筛选适合从事医疗工作的人，那么，这些医学院不就没有资格从事教育工作了吗？

经过这场论战后，我一方面感到失望，一方面也领悟到台湾医界一个极严重的现实问题，那就是，百年来的传统，一直都根据分数招生入学，相同思维的延续，医学院教师的升等也是根据他们的论文数及 SCI 的点数。至于他们到底关不关心病人、对于教育下一代热不热心、教学的能力如何等，反而不是考虑的重要因素。而且，靠关系、关说升等的事也时有所闻，难怪很多局内人自己不相信面谈、甄审入学可能做到公平、公正，而宁可抱残守缺。

然而，我们都知道要办好专业教育就必须要有好老师、好学生再加上好的课程、好的学习环境等的配套才可能成功。在此，我必须不客气地说，当今台湾医学教育最大的缺憾就是我们选择教师与学生的条件都错了，加上学习环境不友善、课程内涵也落伍，所以，医学教育的成效当然不彰。为了免于在这险恶的旋涡中愈陷愈深，重新排列台湾医学教育的优先秩序是时候了！

从选对的人开始

因此，针对今天"专业人才培育与配套措施"这个课题，我很诚挚地提出下列思考方向和具体建议：

第一，医学院必须认清其主要使命是为台湾培育优良的医师，来维护人民的健康，而不是产出众多的论文来为台湾争光。所以，应该先把教学与服务做好，才有研究可言。

第二，在选对的教师和对的学生方面，我认为教师能力等级提升与招生入学制度两方面的改革应同时进行。把适合当医学院教师和适合进医学院的学生所应具备的"人格特质"作为选才的核心标准。

我恳切地期望"教育部"与"卫生署"能积极协助医学院打破法规章程的障碍并提拨经费，以促成医学院教师、学生选才制度的改革。排除了法规的障碍并有充足的经费后，再由各医学院订定改革的时间表。先换好脑袋，然后以充分的时间做好准备工作，包括能力等级提升制度的修正、选才能力的训练等。

连韦尔奇都说，他经过数十年的历练后，选对人的成功率才达到75%。对于还没有经验的台湾医学院而言，这个改革必定是件艰难的工作。但任何事总要有个开始，只要有心并用心，再用对的方法朝对的目标去执行，就会日渐进步。

第三，在选出对的人才外，也必须用对的方法教对的东西。事实上，从十几年前我回台湾时，台湾就一直在进行医学教育的改革，例如，少部分医学生的甄审入学、小班教学、问题导向的学习、一般医学教育等。然而，我不得不说，虽然这些改革的动机都很良好，但是，很不幸地，这些改革和过去十年中小学的教育改革一样，问题都出在：在推动之前没有经过全盘周详的规划；教师和家长的观念还没有改变；在教学环境、教师训练、升等制度等配套措施都缺乏的情形下，匆匆开几场讲习会就上路，以至于执行起来都走了样，无法达到预期的效果，反而衍生更多的后遗症。

回归本场研讨会的标题，我最后还是要重申，要把专业人才培育的工作做好，良好的配套措施的确是不可或缺的。当今在台湾要培育优秀的医疗专业人才，必须从选对的人（包括老师和学生）开始，再用对的方法，教对的东西。

至于什么是对的人，什么是对的方法，什么是对的教育内涵，则又是一门大学问了！这些都更需要教育界严肃的讨论、辩论，然后达成共识。

医界必须学习认错

医学虽然是科学,然而至今人体的奥秘尚未被完全译码,所以医疗仍然有很多不确定性。因而在医学教育的过程中,医疗工作者最重要的功课就是要培养谦虚的态度,体悟个人的知识与能力有限,很可能做出错误的判断或决策;行医时更要戒慎恐惧,经常回头检视自己所做的决定,在未铸成大错之前,及早修正。当错误不幸发生时,就要坦诚面对,虚心检讨,从而记取教训,才可能逐渐把犯错的几率减低。

因此,在医疗人员的培养场所,也就是教学医院,必须营造一个不处罚犯错的文化。只有在医疗人员被鼓励指出疏失及承认错误的环境,病人的安全才有保障。一方面在发现错误时,医疗人员如能尽快揭露,才能及时补救;另一方面,发生了严重的错误后,只有经过认错,虚心检讨发生错误的缘由,进而改变不良的习惯及不对的做法,或改善不好的流程,才能避免错误的重犯。如果教学医院没有认错并不处罚犯错的文化,医疗人员就没有反省的机会,从中训练出来的医疗人员就很难养成谦虚的态度。他们就可能一再犯错,而且,专业也不容易长进。

认错是改善的第一步

这几年,根据媒体的报道看来,我发现不少医疗纠纷的发生明显是医疗疏失,院方却不承认错误。这不但对受害的病人不公平,更是医学教育的负面示范,同时也阻碍了医疗质量的改善。

以今天《苹果日报》的报道为例,院方指"郑先生被送进医院时,仅反映大腿有疼痛感,医师才会只针对疼痛处照 X 光片"。因此,认为"整个过程无疏失"。果真是这样的话,头痛医头,脚痛医脚,大腿痛医大腿,小腿痛医小腿,那么病人就可以自己做诊断了,我们还需要七年的医学系教育吗?我们的医学教育果真是这么教的吗?不认错也是台湾医界面对疏忽过失的态度吗?难道这是"卫生署"花大笔纳税人的钱推动一般医学训练计划及医学伦理教育所想看到的成果吗?我真想听听"卫生署"及各教学医院负责人的说法。如果他们认为上述的医疗过程无疏失,台湾病人只有自求多福了!如果答案是否定的,那么,病人与家属为什么不能马上获得合理的赔偿呢?

人民应促成医学系改制

　　教育部门委托医学院院长与学者研议后，建议把现行高中毕业进入七年医学系的学制，改为大学毕业后再进入学士后医学系。此消息公布后引起了一些讨论。

　　很明显地，医学系学制改革的目的，是要为各医学院找到更适合习医的学生。第一，从学生的立场而言，经过四年大学教育后，再来决定是否要终身投入医疗事业时，会比较清楚自己的性向，也有较成熟的心智作自主的选择。第二，人文素养是从事医业不可或缺的重要条件，从医学院的立场而言，经过四年大学教育及人生历练之后，医学系甄选到具备成熟人格特质人才的几率会提高。

　　当然，制度的改革不是一件简单易行的事。不仅要改制的方向正确，执行方法也要正确，才可能达到制度改革的终极目标。我们最要关心的是，制度的转换必须经过周密严谨的规划与充分协调，万万不能急就章，也许要经过五年、十年的准备。如果能经由学制改革，找到真正有使命感、乐于照顾病人的医学生，同时借着改制的契机，大刀阔斧改革医学系的教学内容，提供更优质的医学教育，为台湾培养更好的医师，则将是一个进步的现象。

不成理由的理由

据《联合报》记载,问卷调查显示:"家长及有志于学医的高中生,几乎都反对这项改革。对家长和学生来说,学士后才开始医学教育,所投注的时间成本和金钱成本变高了。医界也有一些不同的声音,有人认为,即使学士后招收进来的学生,也一样会有因为收入动机而来考的,这个因素并不会因延后入学而改变。"

如果以上的声音就是所谓的反对理由的话,那根本是不成理由的理由。第一,医学是服务人群的,而且是掌握他人生命的工作。因此,医学系选才时,是否具备正确的生命观与价值观绝对是一个最重要的标准。在意时间、金钱成本的功利主义者,应该就是第一个被淘汰的人。如果延迟进医学系,能够让这些功利思考的人,发现学习的时间太长、相对赚钱的岁月缩短了,觉得不划算而作罢,不就更是要改制的理由吗?显然,改制能减少一些有收入动机的人,但不能阻挡所有有收入动机的人。我倒是很期待医学院认真看待选才这回事。由一群有使命感的甄审委员,不断地改善甄选技巧,进一步培养看穿伪装的能力,把缺乏正确价值观、完全以收入动机报考的人排除在医学系门外。

　　健康是台湾人民的基本人权,如果您期待未来有更多关心您健康的好医师,则不应漠视这个医学教育改革的契机。请社会人士共同响应,全力支持"教育部"推动此改革的计划!

响应《改学制,医学教育贵族化?》

——论台湾医学院是否应改为学士后四年制

　　洪兰教授说:"台湾的考试还没脱离标准答案。受的教育愈高,受到标准答案的荼毒愈深,思想愈死板,愈不会变通。"因此,在这个教育制度下成长的人,很多时候,无法多元地思考,总是把复杂的现象简单化。

　　当我们诊断问题时,就跟诊断疾病一样,不能只有一个鉴别诊断。同一症状的背后,往往有很多不同的原因。今天我们谈的是一个牵连层面很广的政策,这个建议案并不是像许多台湾的研究,随便发个问卷写成一篇论文所得到的答案,而是经过许多文献的分析、专家的研讨、经验的分享后所得到的结论。其终极目标是为医学院找到更适合投入医业的学生,为台湾培养更好的医师。

　　在这个前提下,我来回答蔡孟昆教授的问题。生命无价,如果这个社会尊重人民的生命权,希望人民在更好的医师照护下,提升他们的生命质量,那么我们就应该在医学教育方面做更多的投资、更多的努力,包括提供优厚的清寒奖助金来帮助适合当医师的清寒学生进入医学院,这应该不是件难事。

至于甄选的争议,我以台湾医学院评鉴委员的身份、十年来观察各医学院甄选的经验来作答。本来甄选这程序是件很严肃的工作,需要很多人力与时间的投资,在技术上更需不断地检讨、改进才能奏效。但是我们发现,各医学院对甄选这个程序有不同的解读与做法,而且,用心程度不一,成效也就不一样。很巧地,如蔡教授所言,只有台大医学院认为甄选与考试入学的学生表现没有差别,因而决定不增加甄选的百分比,其他医学院则在逐年增加中。

误解甄选制度的精神

此外,反对甄选的人总是说,甄选时,父母社经地位高、家境好的子弟会占优势,清寒学生会被排除在外。这种论点实难令我苟同。他们根本是误解了甄选制度的精神。在多元选才的前提下,每一个选才条件的比重要怎么订,要选出什么样的人,要招募多少清寒学生入学,是否要给社经背景较差、面谈时应对较生涩的学生不同的考虑,决定权本来就操之在各医学系,不应是甄选制度的问题。

我相信,如果甄选委员摆脱不了考标准答案的惯性思维,思想死板,不会变通,导致只有家庭社经地位高的学生才能符合他们自己订的标准,却完全忽视学生的生命经历,当然就无法主动发掘不同背景的学生的独特性与潜力。

　　这使我有个冲动想做个试验，下次台大医学系甄选医学生时，如果邀请黄春明、吴念真、洪兰、龙应台、侯文咏等有深层人文阅历的人，与台大自己的甄审委员分两组来选择学生，可以看看他们选出来的人是否一样。

选对医学生，才有好医师

美国斯坦福大学医学院教授唐纳·巴尔（*Donald A.Barr*）最近在著名医学期刊《刺胳针》（*Lancet*）发表了一篇评论：大标题是《医学的艺术》，副标是《科学的迷思：医学生的选择》。

在美国推动医学教育制度大改革的一百年后，他回顾了美国医学院选择医学生的条件及方法的演进。

结果，在不同的年代所做的科学研究一致发现，从医学生在大学时期数学、物理、化学、生物等科目，以及医学院入学基测（MCAT）中科学部分的成绩，可以预测医学生在医学院前段基础课程的成绩。但是，当医学生进入临床实习及住院医师训练时，往往基础课程成绩较佳者的表现，反而不如基础课程成绩不突出的一群。

心理学专家的研究进一步发现，基础课程成绩好的一群，他们的兴趣比较狭窄，适应力较差，较缺乏沟通能力，人际关系较不好，甚至较自私。

这篇评论更加肯定只是会读书、会考试的人，不能成为"好"医师。所以，选择对的人进入医学院，就显得非常重要。

以杜克大学医学院为例，每年招收一百多名医学生，都会有六千至七千个大学成绩不错、科学科目尤其好、医学院基测成绩够标准的人申请，医学院从中筛选六百至七百人来面谈。面谈后的总结中，MCAT成绩和大学成绩只各占10%，人格特质却占25%。最有意思的是，在评量社经背景这个项目时，杜克大学规定，家长社经地位愈高的子弟评分会愈低，家境愈不好的评分愈高。

面谈的唯一目的，就是要选择适合当医师的人。虽然说"识人"很难完全客观，难免会选错人，然而，联考虽公平，一次考试的成绩，其实也不能反映一个人真正的实力。

人格特质更重要

巴尔教授的这篇评论，正好印证了我这二十年来的观察。台湾百年来的传统，医学生就是根据考试成绩入学。然而，沟通能力、责任感、心地、品格、人生观、价值观等，都无法从试卷考出来，而这些人格特质却是成为"好"医师最重要的条件。所以，现今台湾医疗界存在着不少不适任的医师。

理由是，会考试并不表示他们有心照顾病人，争得高分并不表示他们乐于教导学生，这样的人无法从与病人、与学生的互动中得到回馈，感受成就感，结果就以追求功名利禄为人生目标。所以，这些年来，我不断地鼓吹选对人进医学院的重要性。

自从台湾医学院评鉴制度建立以后,各医学院被要求除了基测成绩外,也应该考虑人格特质的筛选,建议各医学院先由少数医学生经甄审入学,累积经验后,逐年增加甄审的百分比。

近来有的医学院反映,根据他们的分析,发现经过甄审与只依高分入学的医学生,入学后的表现差异并不大。

问题是,当这些甄审委员自己是联考的产物,并以当年高分进入医学院为傲时,他们很自然地会选择跟自己类似的人,以后再用自己为标准去评量学生。

我一直认为甄审委员本身必须深信人格特质的重要性,而且,本身必须具备"好"医师的条件,才可能有鉴别"好"医师特质的能力。

第二部

把病人的利益放在自己的利益之上

医疗价值观的确立

有修车经验的人，一定常觉得要修什么、要换什么零件，大多时候自己并没有能力作决定，多半只能信赖修车厂技师的意见，这其实与看病的经验很类似。

就是因为专业背景的不同，隔行如隔山，一般人对修车或看病都缺乏判断的能力，专家的诚信就变得很重要。然而，我们都知道诚信无法测量，法律和制度才是规范人类行为的基本架构。所以，作为医疗界的一分子，个人对于医院论量计酬，尤其是无底薪的绩效支薪制度一直持反对的态度，而成为医界的非主流。

当你不去评估医疗的质量与成果，而只是根据门诊、住院病人的数量以及开处方、做检查、开刀的多寡，由医师抽成，作为决定薪资的基础时，不但缺乏把事情做好的诱因，也容易诱导医师做不必要的处置，质量的要求则流为口号。这个现象在全员健保实施以后，在抢食有限健保资源的情形下愈形显著，在总额预算推行以后，更是变本加厉。

不诚实的代价

就在此刻欣见《企业价值创新》中译本的问世。作者佩因（Lynn Sharp Paine）是哈佛商学院教授，她在书中以一些企业的实例，呈现价值观的确立与坚持才是基业常青的根本。其中一个例子是西尔斯罗巴克公司（Sears，Roebuck & Company）。

1990年代，美国两家大型百货零售业沃尔玛（Wal-Mart）与凯玛百货（K Mart）的快速成长，使得历史悠久的百货零售业龙头西尔斯公司从1990年开始获利严重下滑。为了提升获利，其汽车维修部门的薪资制度就由固定薪资改为低固定底薪加上抽成。在业绩的要求下，修车技师必须增加60%的工作量，才能获得与先前固定薪资制度下相同的酬劳，而且做得愈多，酬劳愈高。结果到了1992年，顾客的抱怨终于酿成西尔斯公司的危机。

顾客的指控事项包括欺骗顾客、销售不必要的维修项目、对未经授权的维修项目收费、维修质量不良等。西尔斯自此声誉大降，最后还付了三亿四千六百六十万美元的赔偿费。西尔斯为求挽回生机，痛定思痛，终于废除了低底薪加抽成制，取而代之的是以顾客满意为导向的薪资报酬制度，因而挽回了倒闭的危机。

前车之鉴

另一个例子是 1990 年代崛起的健保业龙头哥伦比亚/美
国连锁医院公司（Columbia/HCA Healthcare Corp.）。他们也
采用抽成的方式来刺激业务的成长与获利，不少外科医师因
多动手术而赚了不少红利，一些行政管理人员所获得的红利
更超过薪资的 80%。1997 年美国司法部对此医疗机构进行有
史以来最大规模的犯罪调查，证据显示，哥伦比亚/美国连锁
医院公司呈报不实成本数据，申报不实病人病情以获得较高
的医疗给付，最后政府起诉该公司主管，公司也支付了八点四
亿美元罚金。

十四年来，个人对于医疗机构的绩效支薪制度不断提出
批评的意见，无奈，大家不但见怪不怪，还奉其为医院经营的
最高指导原则，连"卫生署"也以此制度刺激署立医院业绩的
成长与获利，令人深深不以为然。不知佩因的书的问世，会不
会产生任何效应？

我不愿侮辱我的同事

最近和信医院刚接受台湾医策会的评鉴,做总评时,多位评鉴委员想知道为什么我们的医师领固定薪水,但工作士气却相当高昂,好像并没有吃大锅饭的心态。其实,我们所谓的固定薪水并不是不论工作量多少、工作质量好不好,一律领一样的薪水。我们虽然以年资决定起薪,但决定加薪最重要的因素是医师专业的表现。所谓专业表现包括医术与医德,缺一不可。我们不但要看医师的专业是否维持必要的水平,他的医疗成果是否良好,还要看他是否有自省能力、有责任感、乐于沟通、愿与同事分工合作。

心里踏实,工作就起劲

在医院里,每日晨会检讨病例时,就是在看医师的判断是否正确、治疗过程是否有瑕疵、检验或治疗是否有不足;至于医师的态度,则可以从工作伙伴的互评中一窥究竟。譬如,麻醉科医师及开刀房护士最了解外科医师的决断力、技术与脾气;门诊护士最了解医师对待病人与同事的态度;病房护士最容易看到医师的责任感;临床医师最容易判断检验科(包括病理、X光、核医)医师的专业能力和配合度;相对地,检验科医师也最容易看到临床医师的功力和敬业精神;药师最了解医师的用药习惯与正当性。也就是说,不同科之间的互评很容易反映双方的专业水平与为人处事的态度。我们把专业和人格的成长摆第一,而不是去算计医师为医院赚到多少利润。我们心中的好医师不但深得病人的爱戴,也必定得到同事的尊敬。心里踏实,工作就起劲。

我一直认为医师应具备独立自主的人格。而医院主管的责任就是要营造一个让同事肯定自己价值的环境。如果一个人缺乏内在的动力,必须借着外在的金钱奖赏和名位来肯定自己的话,代表这个人的人格还不够成熟。曾有位主任要求我比照其他医院给主治医师值班费。我响应,因为夜间与周末病人病情也可能有变化,需要主治医师的照顾,轮流值班是医师职责的一部分。如果我用钱去交换值班的话,就矮化了医师的人格,我不愿侮辱我的同事。

在一次评鉴某医学院时,该医学院院长很骄傲地表示,该校教师撰写研究论文可以得到很高的奖金,因此,这些年来论文篇数成倍增长。我心想这岂不是最要不得的负面教育,在这样的环境下,到底做研究是追求真理还是奖金,就混淆不清了。况且,为了奖金或升职而拼凑出来的论文可能找到真理吗？难怪台湾近年来论文篇数虽然增长不少，对医学的进步和创新却少有贡献，反而制造出更多"有钱才会动"的医师。这种传授错误价值观的医学院有存在的价值吗？

当前社会就是存在太多制度与目标自相矛盾的问题，令人无所适从，导致社会充满着躁郁与冲突。

在白色巨塔中学习医学伦理

刚拜读了蔡胜国医师《医学伦理，从实践中培养》一文（6月30日《联合报》），我完全同意医学伦理不是从课堂上课学来的。我更反对为了累积"卫生署"要求的时数而上课，为了应付评鉴而做书面作业。我在多年前就反对目前的医院评鉴模式，因为我不止一次听说医学生、住院医师在评鉴前被指派制造教学与研讨会的记录。结果，医学伦理教育的第一课"诚实"，就马上破功了！所以，我主张评鉴时，应去了解病人的诊治过程，而非检视那些可以造假作弊的书面数据。

医院存在的目的是照顾病人，而医护人员的精力和常人一样都有限，当他们的工作量超过一定的极限时，就容易犯错，而伤害到病人。所以，充足的人力配置是对生命最起码的尊重。当今台湾医院最根本的问题是其安全性，因此，医院评鉴其实只要看其医师普遍一诊看多少病人、住院医师平均照顾几个病人、护士照护多少床住院病人，就可以看出该医院是真正在救治病人，还是草菅人命！

新一代医师的行为其实就是在"白色巨塔"中日复一日的

所见所闻中熏陶出来的。所以，我要强调的是，培养医师专业最重要的场所是白色巨塔这个工作的环境，而不是课堂。当今在白色巨塔里，教师口说一套，而在面对病人时所做的却是另一套，言教与身教的不一致才是医学伦理沦丧的症结所在。如果我们不先用心营造一个优质的学习与执业环境，让学生在潜移默化中养成悲天悯人的行医态度，以为把医学生送到课堂去听几堂伦理教条，就能成为好医师，简直就是缘木求鱼。

评鉴的真正意义

蔡医师这篇文章正好点出当今台湾医学教育的痛点。医学界不论是医学院还是医院的领导阶层显然都只在乎通过医院评鉴，而不是真正关心病人，或在意医学生的教育。如果医学界领导阶层真正想照顾好病人，并有心于培养优良的医师，就会自发性地去营造优良的学习及执业环境，设计优良的课程，选择优良的教师去启发、感动医学生自发性地尊重生命与人文关怀。

医学院及医院评鉴的功能只不过在建立最起码的水平与规范并促使其进步。当医学院、医院日常已经在做对的事情，评鉴时，只要将日常的工作稍做汇整，即可向评鉴委员说明、交代。如果医学院、医院必须为了评鉴而疲于奔命，甚至造假作弊,就表示他们平日的作业必定有所偏差。

　　不可否认地,目前医学界因为长期受到传统教育的影响,很难跳脱要求标准答案及打分数的思维。但是,黄昆岩教授一手建立的医学院评鉴,从开始就打破了这样的观念,不但不打分数,而且医学院准备的书面报告也只是作为参考资料而已。医学院评鉴所重视的是其价值观及其教学内涵、行政管理理念是否一致。譬如,有些医学院标榜用奖金鼓励教师写论文,这其实就与追求真理的价值观相左,而是一个非常错误的示范。因为作为一个医学教育机构的教师,除了乐于照顾病人外,也要乐于教学,更要为了满足自己的好奇心,为了解决问题而做研究。不幸的是,不少教师是为了教授的名位而教学,为了奖金、升等而写论文,所以,在台湾的医学界热心教学的教师变成亟待保护的稀有动物,医学生常感叹这是没有典范的一代。

　　我深信医学伦理教育的落实,必须从白色巨塔内领导阶层及全体教师的自省与医院评鉴制度的改革开始。

医师的品格

1990 年我在哈佛大学新生的入学典礼上听到的一段话令我印象深刻。当教务长介绍了哈佛的精神与使命以后，告诫新生哈佛有两个规定，只要学生一违反就开除。第一是不准抄袭，第二是不能在哈佛广场骑脚踏车。我觉得这两个规定非常有意思。

为什么抄袭是这么严重的过错呢？我自己的解读是：因为你进入一个学术殿堂最重要的目的就是学习，所以，当你抄袭别人的学习成果而放弃自己学习的机会时，你就没有继续留下去的意义了！此外，开除抄袭者的另一个用意是强调诚实的重要性。大学除了是传授知识的场所外，也是培养人格的环境，不诚实就有违哈佛的教诲。

哈佛广场不准骑脚踏车

至于不准骑脚踏车这个规定，我认为是因为在一所大学，除了在课堂内的互动，课堂外，教师与教师之间、学生与学生之间，以及教师与学生之间，也需经常互动、不断脑力激荡，才能撞击出智慧的火花。大学生活不但要学习新知识，还应从中学习到生活的态度以及体悟生命的意义。所以哈佛广场是一个课堂外智慧交集的场所及象征。因此，不准许脚踏车在里头横冲直撞而破坏了沉静思考的氛围，或是中断了热烈辩论的进行。然而，这又不是什么滔天大罪，为什么会严重到要被开除呢？很清楚地，哈佛就是要借着这么简单的例子来宣示，违法是不被容忍的行为。

还有一次，我与一位哈佛医学院的毕业生聊天，他提到在医学院二年级的时候所发生的一件大事。他说，他有个同学，只不过因为调皮而撬开室内运动场的门锁，进去打了一下球，被发现后，学校依规定要将他开除。然而全校同学认为这样的处罚太不近人情，经过多方辩论、陈情，才决定记过处分，给他一个改过自新的机会。我认为哈佛医学院之所以会有那么严格的罚则，主要是想清楚传达一个讯息：医疗是一种神圣的任务，会违法犯纪的人是不适合当医师、执行医业的。

站在一个医疗工作者及教育者的立场，我会直截了当地说，因为病医关系必须建立在病人对医师的信任上，所以对医疗从业者必须有高于常人的伦理道德要求。如果医师不值得信任，病人怎么能放心地把自己交在医师手上，让医师为他做生死攸关的决定和处置呢？

所以，一位好医师的先决条件是要有正确的价值观和是非观。就如上述哈佛医学院的故事,他们不能容忍会违规进入运动场的学生,就是因为他们认为,如果看似小事的是非都无法把持的话,当碰到更大的诱惑和试探时,就更不容易作出正确的判断和决定了。然而,在台湾我不止一次听到医界人士说医师也是人,社会不应对他们有超过常人的要求。我的看法不一样,我认为医师的自律与反省能力,必须高于常人。

要当医师先做正直的人

当赵建铭因"台开案"①被起诉时，社会一阵议论。在《民生报》7月14日的医药版，有台大医学院、医院，前任、现任院长，加护病房主任的谈话以及台大BBS"枫城杏话"医学生表达的意见，从中可以看出医界上下对于医学伦理的观念仍处于是非不明的状态。

有位前院长不愿对此事件置评，要求保持沉默。他给的理由是"不在其位，不谋其政"。显然，他自己不能把"对事"与"对人"做出分际，在不愿得罪人的考虑下，不愿针对事件的是非说清楚，讲明白。他的态度正好验证同一版面柯文哲主任所言，"赵建铭案事发前过度纵容和事发后撇清的态度，皆是同源的，趋炎附势和明哲保身只是一体的两面"。在这种暧昧不清的教育环境下，是非对错就不易被明白地呈现出来。难怪它所孕育出来的学生也缺乏判断能力，而认为"不管事情到

---

① 台开案：即台湾土地开发公司内线交易案，简称台开弊案或台开案，是发生于2006年5月的一件涉嫌台湾土地开发股份有限公司股票内线交易的案件。编注。

底怎么发展,赵建铭做的事都和'医学'没啥关联""赵建铭这个人或这类人的问题和他们的所学与专业无关""'赵建铭Ａ钱''赵建铭是医师'就等于'医师Ａ钱'吗? 当然不是!"这样的思维逻辑怎不让人惊讶又痛心。

正不正直当然有关系

然而,这个现象正是当今医学教育的核心问题。就是因为医学教育一向只注重专业知识与技术的传授,忽视了更重要的专业精神,也就是因为缺乏柯文哲主任所说的"人情"与"义理"的人文关怀和是非观的培养,医学生才会振振有词地说出这些令人错愕的话。

所幸,现任台大医学院院长陈定信教授明白地说,"要当医师一定要先做正直的人"。的确,除非是患有多重人格的精神病人,一个人的判断与行为应该是始终如一的。当一位医师在医院外不正直,把持不住诱惑而做出违法的事,我们能期待他在医院内的行为会正直吗? 到今天仍有不少病人在需要开刀时,习惯性地会探听要不要送红包、该送多少,唯恐不送的话就可能排不上刀,病情会被延误。你能说红包和医师的能力根本扯不上关系,因而和专业无关,所以收红包没关系吗?

以日本版(山崎丰子原著)与台湾版(医师作家侯文咏原

著）的两部电视剧《白色巨塔》为例，当医师把自己的名与利放在病人的利益之上，不论他的专业知识多广博、技术多精湛，牺牲的就是病人的利益，显然就违反了行医的本质了！

专业不只是知识技术

长久以来，我常觉得中文将 professionalism 翻译为"专业"两个字，好像无法把它的内涵完全表达出来，常被窄化为专门的知识和技术，而忽略了更重要的专业精神。Professionalism 所包含的应该是专业的尊严、为人处世的态度，加上该职业的专门知识和技术。

每一个人在生活中，在职场内外经常要面对各种状况，实际上，根本不可能针对每一种可能发生的状况订出不同的条文规范，每个人作任何决定时，依赖的是心中的那把尺。所以，赵建铭案不是医学院有没有教"台开案"的问题，而是医学教育注不注重专业精神的问题。我同意有什么样的社会环境，就有什么样的人民，也就有什么样的医师。就如在美国就少有红包的问题，而在国际贪腐指数较高的台湾问题就较严重。

但是，站在台湾医界一员的立场，我的看法是，一个地区所需要的医师数量只占全部人口极小的百分比（台湾是0.15%）。如果台湾医界懂得自重，对于这个行业有自尊心、有荣誉感,医界就应该很慎重地筛选少数适合当医师的人进入医学院,同时用心提供最优秀的教育,就不难培养出有所为、有所不为的医师。

这次看到"枫城杏话"后,我难免感到悲观,但是,我宁愿相信那些声音只代表少数学生的意见,我希望沉默的大多数学生经过这番讨论后,愿意站出来发挥每一个人自己的影响力,积极推动台湾医学教育的革命。致力挽回医师的自尊和荣誉,为自己营造一个合理的执业环境。

医师的尊严与高贵气质

　　和信医院设立之初，我们有机会根据"以病人为中心"的核心价值，订定与台湾其他医院不同的制度。譬如，选择医师的过程着重其人格特质，叙薪则采固定薪资而非论量计酬，多面向的绩效评估，以及收取红包即构成解职的条件等。这一切都源自于医师必须把病人的利益放在自己利益之上的专业精神。

　　当初订下这些大原则以后，我就把精神全部放在我认为最重要的事情——建立安全的病人照护流程，以及确保医疗质量的基础架构上。

　　后来我发现，因为医院行政、医务主管都是在台湾这个系统下成长的，所以，在执行他们日常管理工作时，很多时候不知不觉地就沿袭了行之有年的各种旧习。譬如，医师晚上、假日值班就加领值班费，台风天上班就补假。这种有些工作有额外代偿的做法，显然违反了上述的专业精神。发现当时，我虽然对这些传统做法不以为然，但因为我把与病人有直接关系的医疗作业当作我工作的第一优先，而将行政细则的改革暂时搁置下来。

直到去年，国际医院评鉴机构经过评鉴，确定医院在病人安全与医疗质量方面已经建立了稳固的基础后，我下定决心用些心思去修正一些行政方面不合理的做法。

把病人之需当成己任

我认为，当医师自主宣读医师誓言、决心从事医疗事业的当下，就必须把病人的利益放在自己的利益之上。原则上，只要病人有需求，医师就必须及时响应，而病人的需求是不分昼夜或假日的。

我清楚记得，四十几年前刚到杜克大学接受次专科训练时，我就被灌输医师要有"一年三百六十五天都值班"的观念。当然，这并不表示医师不得休息，而是说医师必须有病人的病情随时都可能发生变化、任何时间都可能有需求的认知。

所以，医师必须把响应病人的不时之需当作自己的责任。也因此，诊所医师常是几个人合伙以便轮流值夜班、假日班，医院里则有轮值制度，目的都是为了让病人能够适时获得妥善的照护。理所当然地，医师必须自动自发把与其他医师相互合作、共同为病人编织一个安全网当作职责的一部分。

因而，我觉得当病人夜间、台风日有需求时，如果在固定薪资外还要有代价，医师才愿意参与服务病人的话，不就与

"以病人为中心"的核心价值以及"把病人的利益放在自己利益之上"的专业精神相冲突了吗?

其实,我并不是在计较医师在固定薪资外,以一些名目多领了一些钱或多休了几天假。我在意的是原则问题,是逻辑思维的一贯性。我宁可拨出更多的预算放进医师的固定薪资,而让这些名不正、言不顺的做法从我们医院的人事规则中消失。我的目的是,要让医师的工作恢复它的尊严与高贵的气质。

美国医师行为准则

长久以来,希波克拉底誓言对医师行为的规范,原则上并没有改变,但对于很多人而言,也许不够切身,所以,美国医师协会订下了更具体的医师行为准则。谨列 2001 年版本如下:

第一,医师必须以怜悯之心提供合乎水平的医疗服务,尊重生命与病人权益。

第二,医师必须维护专业形象,对病人或同侪都必须诚实,当同侪医师在品格及能力上有缺失或有欺骗或造假行为时,应知会适当单位。

第三,医师必须遵守法律,但当发现法令规章与病人最大利益有冲突时,就有去改变它的责任。

第四,医师必须尊重病人、医师同侪以及其他医事专业人员的权益。并在法律规范内,确保病人的隐私。

第五,医师必须要持续受教育,吸收新知识,提供先进的医疗,投入医学教育,提供给病人、同侪及社会大众必要的医学信息,必要时应寻求不同专科的会诊,善用其他医疗人才资源来照护病人。

第六,除急诊情况外,医师为了提供给病人适切的医疗照护,得自由选择服务对象(病人)、工作伙伴或行医地点。

第七,医师应参与小区改善活动,并担负提升公共卫生的责任。

第八,医师在照顾病人时,必须把这个责任放在一切之上。

第九,医师必须协助所有病人得到必要的医疗。

台湾的医学伦理教育破功了!

几年前,当"卫生署"规定医院每年必须开数小时"医学伦理"课程时,我严正地提出反对的意见。我认为医学伦理观念的增进,必须从各医院日常作业中所发现的问题,提出来深度讨论,不断地累积,而逐渐内化为医事人员的日常行为。用讲义上课,列举再多的教条,谈再多的视病犹亲、以病人为中心或公平正义的观念都没有用。

一般而言,医学伦理,其实就是把基本做人的道理运用到医疗的情境中而已。如果平素就是个诚实、守规矩的人,他就不会草率行事、敷衍病人,也不会做出违反医疗法的事情。一个懂得体贴别人的人,就不会侵犯他人权益(包括隐私权),也不会歧视异己(即使面对的病人是杀人犯,也不会有差别待遇),更会耐心听病人说话,与病人建立良好的病医关系。

医学伦理无非是做人基本道理

重要的是，医院所提供的执业环境与医院管理政策，是否容许在里面工作的医护人员实践生活中做人做事的基本道理。所以，要推动医学伦理，首先应该是由医院管理阶层自我检讨该机构的核心价值，是否是把病人的权益放在第一顺位，并确定其所制定的政策是否与其核心价值是一致的。

譬如，医学院教导学生要仔细问病史、用心做身体检查，医院的支薪制度却鼓励医师多看病人，准许病人无限量挂号，显然教条与政策是不一致的，是自相矛盾的。

几天前有位护理系老师投书报纸说，她送护理系学生到医院实习时，经常发现医院里的护理人员教导护生要听从医师写假记录，而让护生感到疑惑。她感叹不少护理人员似乎认为这样做并无不当，因为他们只是在协助医院求生存，间接也保住自己的饭碗。

这让我想到，每当我问医学生：医师在三四个小时的门诊时间看上五六十位甚至百位病人时，出错的几率是不是会增高？这样做，对吗？从来没有一位学生直接回答过我的问题。大多的回答是："没有办法，否则医院没有办法生存下去！"今天报载一位医学院附设教学医院的科主任与人勾结诈骗保险金。这位医师利用手术机会，将别人的癌组织掺入病人的组织,开具不实的诊断证明书。任何人都应该知道造假是违反伦常的行为,医师明知故犯更应该被永久吊销执照。不意,这个医师竟然说:"我没有接触到任何一毛钱……我海派的个性害了我,都是帮朋友……"我看不出来他为自己犯了极严重的罪行感到羞愧与歉疚,只是因为"现在身败名裂"而后悔、无奈。

由上面的例子,我们看到从护理人员、医学生,到医学院的师长好像都认为只要有借口,就可以正当化造假作弊或轻忽人命的行为。在这样的执业环境中,怎么谈医学伦理呢?

医疗事业需要百分之百的杰出工作者

何飞鹏先生在一篇专栏文章《我打过电话了!》中说,他约了一位心仪已久的企业家谈一件非常重要的事,他很早就赴约并向接待柜台的工作人员表达来意。可是,等到约定时间快到了,却还没有动静。当他焦急地回到柜台询问时,得到的回答是:"我打过电话了!"

何先生说,这是80%工作者的正常水平,这位柜台人员能照章办事就不错了! 通常在一个组织里,会负责任地把事情真正做完、彻底解决问题的杰出工作者只占两成。

我同意何先生的观察,对于大多数行业而言,也许有两成杰出工作者就能办事。而是,对于与生命息息相关的医疗事业而言,即使其百分比颠倒过来,有80%的杰出工作者,20%只是照章办事的话,就容易发生失误,而无法保障病人的安全。所以,从事医疗工作,我们期待的是100%的杰出工作者。

因此,多年来,我才会在公开场合不断地说,只是会读书、会考试的人并不适合学医。要从事医疗行业,必定要有正确的价值观,要喜欢照顾别人,态度要主动、积极,更要有强烈的责任感，凡事负责到底。

有那颗心，最重要

譬如，医师为病人开了检验单，就须主动追踪结果。开了药，就要确定病人正确地服用了，且没有严重的副作用，还要追踪、了解其效果。医师头脑里更要时时记挂着在治疗期间病情不稳定的病人。不放心时，主动与病人联系，去了解状况。

前阵子，有媒体报道，病人常在晚间或周末找不到医师，有些医师就响应，医师哪有可能随传随到！然而，从事医业，原则上，当病人病情有变化时，主治医师就应该实时响应。

这并不是说主治医师必须二十四小时亲自服务病人，而是，主治医师要为其病人的安危负全部责任，他可以借着适当的安排，倚赖专业伙伴的协助提供必要的照护，实时解决病人的问题。休假时，则要清楚做好交班的工作。

不只是医师，其他医事人员也一样。

譬如，前述医师开检验单后，要追踪其结果。当检验师发现危险值时，也要立刻通知医师。如果，他只是"打过电话"，医师却没有接到，更不巧地，万一医师自己又忘了查询追踪的话，就可能因为两方面都没有把事情真正完成，而造成病人生命的危险。

　　同样地,当护士发现病人病情有变化,如果只照章办事"打过电话",而住院医师或主治医师没有行动,护士也没有继续催促,就可能造成处置的延误。就连传送人员没有准时把病历或检体负责任地送到目的地,也一样可能影响到医疗照护的质量。

　　所以,我经常提醒医务、行政主管,专业知识与能力固然重要,但在招募新同事时,要设法找到认同医院价值观、有热情、有使命感、有责任感的人。因为只要有那颗心,专业方面的不足,我们可以提供在职教育,加强学习。若找来聪明却没有心的人,就很麻烦了!

是正视听还是混淆是非?

对于扣医师健保费一事,长庚医院今天虽然决定缴交四亿台币罚款,但仍然将提诉愿,而且还在四大报刊登半版声明启事。声明文中说,长庚当年采用医师驻诊拆账制度是为了招揽优秀人才,提升医疗质量而参考国外制度所设计的,长庚从头到尾都没有任何不良动机及企图。并且说美国医师至今受雇于医疗机构之比例仅占医师人数之 10%~20%。

长庚这个说法没错,因为美国大多数的医师是在基层服务的家庭医生,所以,不受雇于医院。这正好凸显了台湾医疗过去三十几年来在长庚的带头作用以及"卫生署"的推波助澜下,医学中心不断增加、扩大,导致基层相对萎缩,造成台湾医疗体系头重脚轻的畸形发展。

然而,在美国,医学院教学医院的教师绝大多数是全职医师。而且,以实践"病人为中心"理念最彻底而闻名全球的梅奥医院为例,更是强调固定薪资是促进医师相互合作、提升医疗质量的关键。

台大副校长汤明哲教授在中文版《向梅奥学管理》推

荐序中说：

> 梅奥的医师拿的是固定薪水，而台湾大多数医
> 疗机构的医师却是"绩效"支薪，看重的是医疗的
> "量"，而不是"质"。梅奥讲究的是医疗团队的团队
> 合作，而台湾医师的训练是单打独斗。梅奥雇用医
> 师的标准是个人价值观，这和台湾以薪资吸引医师
> 的做法大相径庭。换言之，梅奥的管理哲学和台湾
> 大型私人财团法人医院大不相同。

显而易见，长庚声明文中称"此种医师与医院间签订驻诊契约之合作模式，是以尊重医师医疗自主权，确保病患权益之理念为基础"之论点，难以让人认同。

以前可以的事

今天就算我们不在经营理念的层次辩论，也不必去猜测长庚是否有不良动机或企图，在一个法治的社会，我们只需在最低的"守法"层面论是非。"卫生署"及长庚双方的发言，都指出多年前长庚就已向"卫生署"询问，而"卫生署"行文表明根据医院评鉴标准，医学中心的医师与医院必须是雇佣关系。然而，这么多年来，长庚在医院评鉴时说是雇佣关系，向税务

局报的却是合伙关系。这样明知故犯、证据确凿的欺骗行为，居然还有长庚医师叫屈说"长庚是一所不会作假的医院"，今天长庚管理阶层还要诉愿，怎不令人叹息！

为什么长庚今天会这么理直气壮，显然是这些年来，"卫生署"的姑息不作为所造成。这让我想起前日南方朔先生在他的专栏说：

> 人们都知道，社会会变，人也会变，许多事以前可以，到了现在已变得当然不可以。一个以人民为念的有为政府，就该赶在社会之前，用进步的标准，为以前可以而现在不可以的事做出规划。一个能够这么做的政府，人民自然会发自内心的拥戴，但人们都知道，要求有权力的人这么做，实在太难了。有权力的人通常都会从以前可以的事里得到好处或得到权力的方便，于是他们遂成一种惰性，希望以前可以的事一直可以下去……

果然，一个在台湾影响力很大的机构，仍然希望"以前可以的事"一直可以下去。

要顾的是人格，不是面子！

——美国国际医院评鉴前给同事的一封信

记得我在 2001 年出版的第二本书《用心，在对的地方》的自序里说："我常发现我的一些同事对事情的看法、反应和做法，和我的期待不一致。当我有这种格格不入的感觉时，我只好自我反省，有这种现象，表示我还没有把沟通的工作做好，观念的传播也有不力之处……"转眼九年又过去了，最近我发现，有些同事想事情时，还是有不能和我契合的地方。甚至，做出来的事情正好和我的想法相反。

这是一个非常严重的问题。所以，我希望借着这封e-mail慎重地告诉大家，"不诚实是违反伦理道德的行为，绝对不允许在这个医院里发生"。同时，也请主管们重复不断地将此讯息传达给医院所有员工，今后，我不愿意再看到任何不诚实的言行在本院发生。

参加评鉴的目的在求进步

我记得从第一次邀请 JCI① 专家来医院模拟评鉴时，就跟全院同事说明，我们参加 JCI 评鉴的目的，是要帮助我们进步，而不是为了要得到证照。所以，我请大家做准备时，用心去了解 JCI 的精神，真正了解它的道理以后，再认真去执行，以确定我们所有的作业程序都符合 JCI 的标准。我也一再提醒我们的同事，在评鉴时，要以平常心面对，不要掩饰，不要辩解，还没做到的就承认自己的不足，事后再继续改善，而不是去造假蒙骗以达到过关的目的，这样做就完全失去参与评鉴的意义了！

可是，最近我在帮忙审查同事们为了十二月的评鉴而准备的书面资料的过程中，发现我们的同事因为长期在台湾考试文化的浸淫之下，跳不出想"得高分"的心态，而做了不该做的事情。例如，JCI 要求对于初诊病人要做完整的评估。我知道我们的外科初诊平常只做与该科相关的评估，我却发现有一份病例有全身评估的记录。

---

① JCI（Joint Commission International）于 1994 年由美国医疗机构评鉴联合会（Joint Commission on Accreditation of Healthcare Organizations）创建，用来对美国以外的医疗卫生机构进行认证，其目标在于持续改善"医疗质量"与"病人安全"状况。JCI 涉及的四大领域包含医疗、护理、行政管理和公共政策，而各领域专家亦广泛来自世界各地。

　　显然,我们的同事误解了 JCI 评鉴的标准,为了"因应"这项要求而做了不诚实的事。这个事件的发生,最让我感到痛心的是,在十八年后的今天,还有同事不了解我最在意的是什么? 还没有真正内化本院"真诚"的核心价值,而把"过关"看得比"诚实"更重要! 从这个事件也凸显出在台湾环境下成长的人,常常只想到"因应"问题,而不是去想"如何解决"问题。

　　事实上,JCI 要求为病人做完整的评估,目的是要保护病人的安全、维护医疗质量。了解了这个精神以后,我们就应该在写"政策与程序"时清楚说明:我们内科病人初诊例行做全身的检查,但是乳房、头颈、泌尿、直肠外科等的门诊因有其特定目的,所以只做局部的评估(应各自定义好各科的评估项目),当外科病人要开刀或做侵入性检查等处理时,就会做必要的术前评估或转到内科做更完整的评估。这样子就符合 JCI 保护病人安全、维护医疗质量的精神了,而且这本来就是我们一贯的做法。不去好好思考如何诠释 JCI 这个条文(美国人订的条文多半不是死的,往往没有标准答案),却去做假,真是愚蠢到令人不得不生气。

愿意虚心改进,就会被接受

　　常识告诉我们,任何机构永远都有进步的空间,我们的作业有些缺陷,对于 JCI 评鉴委员而言,是可预期的事,重要的是我们愿不愿意虚心改进。只要我们有改进的诚意，并提出可行的改进计划，他们就会接受。相反地，我相信 JCI 委员只要抓到任何一个不诚实的证据，就是构成"不通过"的重大理由。那么，我们十八年来的努力不就功亏一篑了吗？我不知道在过去几个月的准备工作中，发生了多少类似的事情，我无法一一去发掘。但是，我希望大家自己负责任地把不实的资料从医院的病历及书面资料中去除。

并且，切记，我们要参加 JCI 评鉴，是为了加强全院同事的工作纪律，让客观的第三者找出我们的缺点，以便把医院的基础架构打得更为扎实。同事们应该把这次的评鉴当作一个学习的机会。千万不要为了怕通不过评鉴，会失了你的或是我的面子，而不择手段，颠倒是非。同事们最应该要顾的是自己的"人格"，而不是任何人的"面子"！

医学伦理才是问题的症结

在台大医院发生误植艾滋器官事件后，一个多月来舆论一直停留在究责、惩处的层面。今天乐见戴正德教授终于击中问题的核心：追根究底就是医学伦理在台湾被规则化了！

戴教授说："台大器官移植的过程难道没有照标准流程照表操作吗？其实要检查的都检查了，要通告的也通告了，但问题就出在只照表面流程要求而忽略了深层的谨慎、用心与现实化。"

他的观察正呼应当代最受尊崇的哲学家麦金太尔（Alasdair MacIntyre）的理论。他定义 practice（执业）只是照着常规行事，然而，当你的 practice 有清楚的目标或意义时，就是 virtue（美德）了。

可是，我们的卫生主管部门不断标榜台湾是亚洲第一个实施医院评鉴的地区，而且所有医院为了准备三年一次的评鉴，都耗费不少财力、人力与时间去准备，来满足评鉴的要求，结果，所谓的血汗医院就是被评鉴特优的医院。

造假通过评鉴

多年前我曾公开批评医院评鉴的目的本来是在帮助医院求进步，但是台湾的医院评鉴不但劳民伤财，还助长造假作弊的风气，不如把钱用在医疗文化的改造上。没想到，不久前"卫生署前署长"杨志良也在《拼公义，没有好走的路》一书中说："'JCI 国际医疗评鉴'是被国际公认为最高标准的医院评鉴，因标准高，台湾的医院实际上很难达到，但上有政策，下有对策……如 JCI 评鉴当天，为了符合有多少病人就要有一定比例医护人员的要求，医院会事先疏散病人，告知病人评鉴那几天不要来看诊，也就是只在那几天做给国际评鉴委员看。以前当然就有医院在评鉴时造假，而且是院方带领全院同仁造假！评鉴那几天全院人仰马翻，员工超不爽的，我相信这些医院绝大多数员工在接受 JCI 评鉴时都在骂医院。"

上梁不正下梁歪，在这样的医疗环境下，基本上是有再多的医学伦理教育课程也枉然。正如戴教授所说："虽然，'卫生署'与'国科会'用了很多资源补助医学伦理的研究与推广，但我们发现不论训练种子教师、设置网站、出版书籍……都忽略了伦理其实是一种情操、一种精神，也是一种态度。"

当医护人员缺乏尊重生命的情操时，所谓"三读五对"是台湾医疗人员发药给病人时的标准程序、重复确认、time out

等为了维护病人安全而制定的作业流程,就被绝大多数医疗人员认为是无聊的工作负担,只不过是做给评鉴委员看的东西,而经常不认真执行。只有在医院从上到下每一分子都以爱与怜悯为怀,并内化为工作的习惯时,才会在执业态度上表现谨慎与用心,认真地把标准作业流程当作帮助自己做到万无一失的重要依靠。

第三部

诊治健保

降低药价不能改善健保财务

近日,在是否应该调涨健保费率的舆论中,欣见 2 月 28 日民生论坛的社评《药价黑洞问题如何解套?》一文,简单扼要地把健保制度的根本问题阐述出来,谨在此作进一步说明,希望今后有关健保的讨论终将有个交集点。

我们都知道,台湾地区的医疗支出占台湾地区生产总值(GDP)之百分比远低于绝大多数发达国家(OECD),也就是说较之这些国家,我们在健康保险方面花的钱最少,但是,我们的健保制度却是最慷慨、给付范围最广的。例如,加拿大就不付药费;香港则不包括门诊,因而也不涵盖药费;新加坡政府只负责重症,轻症则是政府从薪资中抽一定比率帮你存起来,专款用于医疗之需。

那么,我们的健保如何以最少的费用,来支付包罗万象的医疗项目呢? 就如社评中所指出,唯一的办法,就是把医疗项目的给付压低。结果,绝大部分的给付都不敷成本。于是,从最容易获得利润的服务项目去下工夫,就成为多数医院所采取的经营策略。

资源排挤，急重症无保障

这个现象我们从各医院普遍一诊看百名病人，还不断扩大门诊量的趋势足见一斑。并且，从过去几年健保费用的使用状况，也可看出台湾医疗形态已然严重扭曲。如社评中论及，台湾地区药费支出约占总医疗费用的 25%，远高于美国及英国的 11%、香港的 10%、新加坡的 8%。这个畸形现象，并不是所谓的药价黑洞，主要是药品的滥用与浪费问题。如果，从另一个角度来看，我们也发现，台湾地区健保费用的使用在门诊与住院的比例也正好与其他国家相反——我们健保资源的三分之二花在门诊，远大于住院部分。

当健保大部分的资源花费在多半可不治自愈、不会致命的轻病时，资源排挤的结果是急、重症住院病人的照护质量就失去保障（从台湾地区护理人力与病床比只有先进国家的一半或更少就可得知）。然而，因为医疗质量的内涵并不是一般人所能了解的，所以，这些年来，有关健保的议题，经常只围绕在财务失控及药价黑洞的问题上，而忽略了医疗质量问题。

有鉴于此，谨在健保财务问题再次浮上台面的时刻，提出一个简单的事实，希望能够向台湾人提供另一个面向的思考：到底我们购买健康保险的目的是想获得更多医疗，还是想得到健康？

耗材竟然重复使用

台湾民众如果不健忘的话,应该还记得几年前疟疾传染致死的事件,而造成传染的原因是耗材的重复使用。据我的了解,在台湾,昂贵耗材的重复使用非常普遍,只是,因为疟疾是急性疾病,数名病人在很短的时间内相继死亡,因而引起注意。但是,很多时候,病人可能被传染的是肝炎、结核病等慢性传染病,或是医院节省成本,院内感染控制不力,导致抗药性极强的细菌感染,造成病人生命的危险,甚至死亡,但因为不易追究祸源,也就没有人在乎了。

谈到健保问题时,我们必须正视的是,巧妇难为无米之炊。全员健保资源有限,当给付制度规划不当,因无所不包而压低支付标准,于是大多数医疗项目的给付都不敷成本时,医界不是借着冲量来避免亏损或创造利润,就是以偷工减料来应对,就不足为奇了。

抢救健保财务危机,就如抢救内出血的病人,单以输血方式治疗,显然不是正确处方,只有找出出血的源头,从出血点去止血,才是治本之计。

叶教授 VS.叶总经理

在健保实施七年后的今天,叶金川教授以"全员健保筹备处长"及"第一任健保局总经理"的身份,在《健保传奇》一书中道出了台湾全员健保制度在政治压力下,草率匆促推行的内幕。

当初,"健保局"负责人员"一年立规,三天实施"的辛苦与付出,实在令人感佩。但是叶教授也很老实地说:"当时我也是存着很天真的想法——先通过法案,执行时再说。行政人员的通病就是将问题往后拖,'头过身就过',何况到时也不一定是我执政。政府真的很急切想开办全员健保,所以才会演变成为先做了,有问题再说。"因此,叶教授与其工作团队以创世界纪录的速度,开办了全员健保,开始经营营业额近三千亿的事业。

然而,他也从这个经验中学到不少教训。他发现,"如同骑机车须戴安全帽、公共场所不能抽烟等,很简单的概念却无法用法案引导,任何政策都要经过很长时间的倡导……如果想用立规来引导规范民众的习惯,是需要相当多主客观条件配合的,所以,任何政策与制度的实施,就先要取得多数民众的共识和支持"。显然全员健保的实施缺乏这样的先决条件,健保的失败自是其宿命。

没有品质，不如不办

我完全同意叶教授对健保的诊断，他说，"其公平性及医疗质量问题才是财务背后真正的致命伤"，"如果办健保的目标仅在于财务平衡，而将公平性与医疗质量摆两边，不如不办"。然而，我记得他在总经理任内，在接受《医望》杂志的一次专访中，说健保财务的平衡是"健保局"的主要任务，医疗质量不是健保的事情，令我当时对政府感到极为失望。我很高兴他今天有了不同的看法。

今天全员健保的确病情严重，其病因显而易见，也就是叶教授所看到的两个问题：一是迫在眉睫的财务危机，二是不良支付制度所造成的恶性循环。既然，制度设计是论量不论质，医疗项目的支付又不敷成本，医疗院所为了求生存而拼命冲量来维持收支平衡，或赚取利润，以致门诊量不断扩大、看诊的时间不断压缩、医疗质量不断降低，结果病因无法解除，病情愈来愈严重，病人只好不断求医，成了恶性循环，因而造成台湾病人就医频率及用药量成为全球之冠的现象，不但造成医疗资源的浪费，而且病情的延误及药品的滥用，难免致使有些病人无谓牺牲了宝贵的生命。

叶教授说得极对，健保浪费的问题，不是因为药价黑洞。台湾地区药费支出占医疗支出百分比较其他国家高出很多的原因是"其他项目的支付标准太低了,才会显得药(费)部分比例较高"。另一个原因是,台湾病人早已养成看病就要拿药的习惯,处方又是医疗院所最容易获利的方法,以致药物滥用。

"一千元机票"的医疗

叶教授更进一步提到利润与成本的概念,他以机票价格为例指出,一位"立委"曾说:"我都可以用一千元买到从台北到高雄的机票,所以政府机构所购得的台湾机票价格不可以超过一千元!"叶教授说:"一千元的票是航空公司为了争取长期消费客户所给的优惠价,它的成本是经由其他非经常性消费的乘客手中,每张一千八百元的机票补贴的。"他一针见血地指出:"如果每个人都来买一千元的机票,我想这家航空公司恐怕得经常坠机了,因为根本无法维持它的质量。"

这不正是全员健保问题的症结所在吗? 令我痛心的是,今天台湾地方政府提供给台湾人的正是无法维持质量的"一千元机票"的医疗。

所以,健保体检小组建议健保改革的第一步,就是调整保费及调高投保薪资上限,也就是既要开源也要达到公平正义的原则。另一方面,则建议医疗成本要精算,并重新调整支付的相对点数。到底巧妇难为无米之炊,只有支付能够反映成本,才能防止枉顾医疗质量的作为。

　　叶教授认为我"希望能通过改变支付制度来改善医疗行为和医疗质量问题的见解只对了七成"。事实上,我也不认为仅靠支付制度的改革,就能扭转台湾医疗的形态与生态。这些年来,除了健保的改革外,我也一直在促成台湾医学教育的改革,其实这是两股相辅相成的力量,而且也有互为因果的关系。我衷心期待,叶教授以一个局内人所提出对于全员健保的意见,能加速促成全员健保往对的方向改革。

全员健保费率调涨以后

经过几个星期的喧嚷后,健保费率调涨、部分负担增加终将定案,全员健保暂时解除了破产的危机。此刻,我们必须正视的是:健保制度如果无法大刀阔斧从基本面去改革,费率的调涨只不过是把破产的时机延后两年罢了!

全员健保的根本问题显然是制度设计的谬误。健保实施之初,"前卫生署长"张博雅就表示"全员健保是在腐烂的根基上建大楼"。全员健保的财务规划沿袭了劳保旧制,并没有根据医事成本去精算,并且整个健保制度的设计过程,也没有全盘去了解台湾人疾病的形态与分布情形,从而算出照顾不同疾病所需的成本。

当初,行政与立规单位其实是在"真空"中协商出双方都能同意的费率,并且在讨好百姓以获得选票的动机下,将给付范围无限扩大。结果,健保开办不到几年,台湾就继经济奇迹之后,创造了台湾地区人员就医次数最高、用药量最多、高科技检验比率最高、抗生素抗药性居全球之冠、面临破产最快的"健保奇迹"。

抗生素消耗量惊人

以抗生素的使用为例,刚从"台湾卫院"退休的"中研院"院士何曼德教授做了一个台湾地区抗生素抗药性的研究。他发现,医师在两三分钟内看完一个病人的门诊文化下,根本没有时间仔细诊断,更谈不上依据细菌的检验开抗生素处方。根据健保资料,台湾地区门诊抗生素的总消耗量,远超过欧洲消耗量最高的西班牙。因上呼吸器官感染而就医的门诊人次是美国人次的二十倍。

何院士说,并不是美国人感冒比台湾地区的人少,而是美国人感冒是不看医师的,最多是自己买咳嗽药。这个事实充分说明台湾人对感冒的错误看法,以为感冒需要"消炎",也就是使用抗生素。

何院士的研究又发现,虽然健保将清洁手术抗生素(在手术划刀前使用以预防感染)使用指南并入健保规定,可是有70%的医院抗生素使用过量,对健保规定视若无睹。并且,不但使用剂量错误,使用时机也不对。这么简单的用药准则都无法遵守,足证医疗质量堪忧。

何院士进一步说,抗生素滥用所引起的抗药性问题,导致每年因无药可用而死亡的病人数量应该不少,只是这个问题是医界集体长年错误的医疗行为所累积的结果,因共犯结构错综复杂，无法去指名道姓揪出祸首，而一直被忽视了！

七月初，"总额预算"（这是继"合理门诊量"后，"健保局"所推出另一个节流政策）上路后不久，媒体就发布了一则某忧郁症病人因挂不到原主治医师的号而自杀的新闻。据报道，那位精神科医师过去一诊看七十多位病人，而该医学中心参与"健保局""自主管理计划"，约定每年总额的成长率不超过一定的百分比，就可以避免"健保局"的审查。显然，该医学中心上半年门诊量冲得过多，下半年可能发生多看多亏的现象，因此开始限量，而引起此事件。乍看起来，好像是限诊的错，其实是医师、医院对病人缺乏责任感的问题。

一年多前，我曾经写过文章提到，哈佛大学副校长法恩伯格（Harvey Fineberg，现任美国国家卫生研究院院长）访台时，听说我们医师一诊看百位病人的现象时，他的反应是："其中有九十个人大概不必看医师。"他之所以会这么说，是因为如果这些人真有严重的疾病，而医师两三分钟就把他们打发掉，病人一定会不满意。然而台湾民众对健保一直保持七八十分的满意度，表示多数病人并没有严重问题，只是对挂号、领药的方便感到满意。这些人其实可以更方便地在住家附近的药房买成药，解决他们的问题，而不必去占用医师宝贵的时间。

最大的受害者

这种畸形医疗形态的最大受害者,其实是真正需要看医师的病人。因为他们夹杂在门诊的一百位病人当中,医师同样只花两三分钟在他们身上,结果,问题不得解决,只好不断"逛"医院,经过六个月、一年、两年辗转三五家医院后,终于得到诊断时,症状多半已经非常明显,病情也往往严重到无法治愈的地步。

如果在初次看诊时医师就给予足够的时间,仔细检查、早期诊断、早期治疗,病人的生命可能就不会这么断送了!最不公平的是,最后接到这些重症病人的医师,往往因为无法满足一些病人和家属不切实际的期待,而必须承受医疗纠纷的风险。而早先误诊的医师,因为看诊时间与病人死亡时间已有一段距离,反而很少受到怪罪。

真正有责任感的医师,为了要为自己的医疗行为负责,所以在每一诊有限的时间内,不会看超过合理数量的病人;而且,一旦接受了病人,就要负责到底。例如前述的忧郁症病人,如果他的主治医师在过去两三年的照顾期间,花了足够的时间好好了解病情,并做了适当的治疗,也许他的病情早就稳定下来了。而且,任何一位精神科医师,手中都免不了有几位病情比较严重、随时可能发生紧急状况者,对于这种病人,应该做好让他们需要时就可以联系到医师的安排,即使不一定每次都能由主治医师亲自处理,但是当病人知道自己熟悉的医师会为他做适当的安排时,病人就会有安全感。

所以我要在此强调的是,无限量看诊,其实是最不负责任的医疗行为。经验告诉我,即使一诊看二十位病人,按部就班地用心问病史、详细做身体检查,都不可能做到万无一失。如果一诊看五十人、一百人或更多,其误诊率必定是倍数增加。我们怎可如此轻忽病人的生命?而病人又为什么要如此拿自己的生命开玩笑呢?

边做边改不是解决问题的方法

根据《健康保险医疗费用自主管理方案》的条文,其实施目的是"在总额支付制度下,推动医院卓越计划,对提供自主管理质量条件之医院,让医师放心仔细看诊、用药、检查及处置,提供病人最佳医疗照护,增进合理运用医疗资源诱因。"6月9日,"健保局"医务管理处经理也在《自由时报》表示,"参与自主管理的医院,须先经'健保局'的筛选,为期实施自主管理之后,病人权益更有保障,此项计划特别订有各项医疗质量监控目标,另对医疗资源的合理使用,亦订有合理化的指标"。

所以,自主管理制度实施后不久,当我在报章看到"医院自主管理,病患变人球"这样的新闻标题时,第一个反应是"好荒谬! 好讽刺!",为什么一个动机良好的政策得到的结果正好和预期相反呢?

立意良好，却不见效果

其实会有这样的结果，我并不太讶异。因为一个政策的制定，如果没有经过缜密的思考规划、周详的策略盘算，加上必要的配套措施，成效不但不易彰显，多半还会导致严重的新问题。

"自主管理"是自愿参与性质的，这些参与的医院是不是有"维护病人权益、提升医疗质量"的诚意与自律能力，应该是"健保局"筛选时的先决条件。这其实从健保实施八年来的数据分析就可以看出端倪。不论"健保局"有没有做这样的数据分析，或有其他可供评估的数据却没有用来作为协商的基础，都表示"健保局"根本没有做好功课。

更进一步来看，既然是自愿参与，这些医院就有责任提出他们在这段调整医疗作业形态期间，将如何执行避免危害病人权益的措施——譬如，他们将如何与邻近家庭医师合作，经过倡导，将轻症病人逐渐转给家庭医师；如何建立转诊机制，使得该小区的病人都能获得完整、持续性垂直的照护；以及如何方便病人获得连续处方等等。如果"健保局"用心筛选没有"前科"，又能提出实际可行方案的医院才与之签约，应该就不会有病人变成人球的现象发生。到底"预防"还是胜于"治疗"。

今天看到这样的后果，莫非是医院打从开始就只想享受保障自己荷包的好处,根本就无心于维护病人就医的权益(这其实是最基本的医学伦理)?"健保局"多年来推动新政策总是抄袭国外的做法,却没有真正去了解其核心精神,更没有考虑到台湾医界的一些特殊情况,而针对此特殊情况设计预防措施。想的只是交差了事,存着做了再说的心态,一厢情愿地认为"头过身就会过"。

最令人气馁的是,健保实施八年以来,每一次政策的改变(如合理门诊量、今天的自主管理)动机都无可厚非,但是,最后非但没有得到预期的效果,还衍生出更多的后遗症。这不就是头痛医头、脚痛医脚,没有全盘考虑问题,没有从根本去解决问题吗?

面对诡谲的健保制度，和信以不变应万变

近来健保总额预算制度的推行，对于医疗院所而言，出现了两难：参与自主管理，若超过总额上限，就等于白做工；不参与自主管理，则面临浮动点值不断下降，给付大打折扣。在不少医院，医师的薪水也开始缩水了。对于一所正在成长中的医院而言，处境的确是雪上加霜。

前天有位同事跟我说，我们是否也要像其他医院一样，做到总额上限，大家就休诊？这虽然是玩笑话，不过，也让我意识到，医院的同事对我们今天的处境难免忧心，唯恐和信不随波逐流的话将无法撑下去。

这件事让我想起，大约在十年前，健保正要开办的时候，同事也面临过同样不安的情绪。当时，我曾经以"以不变应万变"为题，在全院的院会和同事分享我的想法。根据那时候的记录，我是这么说的："全员健保实施在即，它对台湾社会、医疗界将造成很大的冲击，现在大多数医疗院所都充满了危机意识，不知如何调整脚步来应对这波狂风暴雨。事实上，没有人能掌握未来台湾医疗的变化。但是，我个人觉得全员健保

实施以后，当整个医疗界为了生存而走上财务至上的不归路时，医疗质量有一天将陷入谷底。物极必反，消费者的声音自然就会高涨，质量的意识迟早会上升，不当的医疗终将被淘汰。孙逸仙医院（和信医院前身，1990年—1997年）固然必须去突破外在环境——政策上、制度上的许多障碍，但是孙逸仙医院'以病人的福祉为中心考虑，不断追求卓越'的工作目标永远不变。有一天，我们的特色与优点终究会凸显出来，台湾医疗界的危机，未必不是考验孙逸仙医院的契机……"

坚守原则，不被动因应

就在那时候，《医望》杂志创刊，在一次访谈中，记者问我要如何"因应"即将开始的健保时，我回答她，我很不喜欢"因应"这样消极、被动的用语，不论健保制度怎么样，我们都不会去"因应"，我们还是会坚守原则，朝着目标前进。

回顾过去十年，我们看到许多医疗院所（包括公立医学中心），不断地在"因应"健保制度，一下子一窝蜂地设立黄昏门诊、夜间门诊、周末门诊，一下子又争相开设塑身美容中心、高科技健检中心，然后，总额预算制度一开始，又悄悄地关闭黄昏门诊、夜间门诊。

但是，和信医院的同事都很清楚，医院的经营策略、我们的行事原则一直都没有因为健保政策或制度的改变而有所改变,以后也不会改变。我一向只要求同事永远以病人的最大利益为首要顾念,不断提升医疗质量。换言之,我们要时时站在病人的立场思考,在医疗的提供上,要更好,要更有效率,在资源的运用上,也要更经济。

当初我预言,由于制度设计大有问题,健保实施后,医疗质量将持续下滑,物极必反,总有一天会证明我们的坚持才是对的。只是,到今天为止,大多数台湾民众仍然只在乎健保的方便性与低费率。显然,民众的医疗质量意识尚未觉醒,因此,我们所期盼的那一天迟迟没有到来。眼看着台湾医疗质量不断地沉沦,固然令人感到痛心,但是,我仍然深信,只要继续坚持做对的事情,迟来的社会正义终究还是会到来。

创造和信的价值

自从创院到今天,这十五年来,我们逆流而上,虽然备感费力,但困难让我们成长,今天的我们比十五年前还更为健壮。在此,我仍旧要跟同事说同样的话:"只要大家用心照顾病人,财务的事让我来头痛。今天,我们的医院还在成长中,在总额的限制下,我们所采取的策略仍旧是要求每一位同事作业更正确、更有效率、更经济。尽管财务资源有限,只要我们努力激发每一位同事无限的创意,改进我们的作业流程,那么不但病人的治愈率会持续提升,而且因为效率提升,我们也可以在不必扩床的情形下，照顾更多的病人。只要我们把病人照顾好，在这个社会中，和信医院的价值就会被看到。"

健保制度固然一而再地制造阻碍进步的路障，但也促使我们在不断克服困难的过程中，更有勇气去面对愈来愈艰巨的挑战。我一向深信事在人为，只是我们所面对的健保问题绝对不是靠我个人的毅力就可以处理的，要克服眼前更多的困难，要呈现和信医院的价值，仍旧要依赖和信医院全院同事，一致怀着坚定的信心，勇往直前。

羊毛出在谁身上?

地区医院协会万人上街抗争行动,终于在"卫生署"张鸿仁"副署长"辞职与"健保局"的善意回应下喊停。但我们都知道这只不过是暂时性的危机处理,其实并没有碰触到问题的症结所在。如果这次事件不足以在社会上造成巨大的震撼,促成政府、医界、民众三方彻头彻尾改革健保的决心,健保的梦魇非但不会消失,而且还会愈演愈恐怖。

冰冻三尺,非一日之寒,全员健保从一开始就注定是一场梦魇。因为,它是在没有经过周全规划下,因陋就简,匆促上路的,而且从推动的第一天开始就守不住原则(医学中心联合破坏转诊制度),之后每次碰到执行上的困难就是妥协。这中间经过五位"卫生署长"、四位"健保局总经理",十年来政策不断地转弯,再加上上有政策、下就有对策,医疗形态也跟着愈变愈扭曲,致使医学伦理沦丧,医疗质量沉沦。

张鸿仁"副署长"说得很对,请他下台为十年来历任"署长"与总经理的决策所累积下来的后遗症负责,未免太抬举他了!个人也认为不是很公平。

思过只思别人之过

柏杨先生曾说过,中国(华)人闭门思过,都是思别人的过,从这几个月来的媒体报道,我们可以看到政府、医界、民众三方批评他方时都说得振振有词,却少见自我检讨的话语。如果政府、医界、民众三方都不能自省,健保的改善就没有希望。

在这三者之间,尽管我们不能否认民众或有贪便宜的行为,但是,只要制度设计得当,就可以让多数人贪不到便宜。如果漏洞太多,当然就是制度设计有瑕疵,或是执法不力所致。个人认为,在民众方面最大的问题是误认保险为福利、医疗知识不足、医疗观念错误,以及缺乏质量意识。这个现象的产生,政府与医界应负大部分的责任。

以最简单的门诊为例,明明两三分钟的门诊是违反标准作业程序的行为,但是,健保制度的设计不但没有导正这个最根本的错误,反而促使它变本加厉。从门诊费(两百元台币)价格的订定,就是认定医师看诊只要花两三分钟(目前台湾律师钟点费每小时在四千元至一万两千元台币之间),而论量计酬的设计又纵容医师无限量看诊,且不必为质量负责。设计的精神,不但抹煞了医者的尊严,也完全否定医疗最根本的核心价值(问病史与身体检查),而且,违背把钱用在刀口上的财务管理原则,因而引爆了健保的滥用与浪费。

制度既然是这么订的,自然而然就误导民众以为两三分钟打发一个病人是正常的医疗行为,还认为挂号愈多的医师愈高明。

制度设计的谬误是一回事,令人感到羞愧的是,台湾绝大多数医师竟缺乏专业的坚持,屈服于恶劣的制度,更甘为医院管理者所利诱,昧着良知,努力冲量。两三分钟的门诊因而理所当然地成为台湾医疗的常态。多年来,制度容许病人随时、随地、随便挂号,医师也乐于配合,就这么养成了台湾人爱逛医院、爱拿药、爱做检查的就医习性。

民众正确的医疗知识与观念的形成,有赖政府与医界双方的长期教育与倡导。很不幸地,医师连基本的问诊及身体检查的时间都没有,哪有时间解释病情,进行卫教?病人的医疗知识水平也就难以提升。病人医疗知识不足,就缺乏自我照顾的能力,也无法分辨症状的轻重缓急,难怪他们动不动就要挂号看诊。然而,当病人真正有问题时,医师根本不可能在两三分钟内作出正确的诊断,因此,误诊机率增加。病人一个医师看不好,就找第二个第三个医师重复看,重复领药,重复做检查,而造成医疗资源的浪费。

恶性循环的结果,创造了台湾惊人的门诊量、用药量与检验量。追根究底,造成台湾民众爱逛医院、爱吃药、爱做检验习性的始作俑者,不就是推动千疮百孔制度的台湾地区政府,与缺乏道德勇气的医界狼狈为奸吗?

如今，面对健保的议题时，政府、医界、民众三方又处于互不信任的对立状态。个人认为要打破这个僵局，政府与医界必须先撇开财务的纷争，回归医疗的本质，正视"医疗质量"的问题，毕竟民众需要的是健康，而不是众多的医疗。

此刻，政府、医界必须向民众开诚布公，从实招来，明白承认，在恶劣的健保制度下，医界提供台湾人所谓"俗搁大碗"①的医疗，其实是"偷工减料"的不良医疗。更要真诚地告诉民众，医师不是神，他没有本事在两三分钟内作出正确的诊断。而且，还要进一步向民众说明，方便看病看似讨到眼前的便宜，却不一定对病人有帮助；得到不必要或不当的药物、检验和治疗，不但得不到好处，多半还得不偿失。

医院的利润怎么赚来的？

如果政府与医界不能反省，从制度面与医疗面的谬误做检讨，而继续粉饰太平，标榜健保"俗搁大碗"、台湾是医疗乌托邦、医疗质量是国际水平，我不禁要问，果真如此的话，为什么还要提高费率、增加健保预算？难道要让那些不断扩大的医院赚取更多的利润吗？

然而，事实真相只有一个。以目前健保给付多数项目都

---

① 俗搁大碗：闽南语方言词汇，便宜又大碗，意指一样东西十分经济实惠。编注。

不敷成本的情形下,医院如果循规蹈矩投入必要的医护人力,用心于质量水平的维护,医院经营能够达到收支平衡已不容易,要有利润去进一步发展更是困难。在这样的状况下,台湾医院却不断扩大规模或设立分院,病床数在不到十年中间急速增加了两三万张。聪明的台湾民众应该细细思考的是,这些利润是怎么赚来的!

天下没有"俗搁大碗"的健保

根据英国权威媒体 BBC 及《英国医学杂志》的报道，英国是欧盟诸国中癌症死亡率最高的国家，据统计，每年有二万五千人因为没有得到适当的医疗而枉死。该报道更指出，一个国家医疗支出占该国 GDP 的百分比正好与其癌症治愈率成正比。譬如，在 1999 年美国医疗支出是 GDP 的 12.7%，其乳癌的五年平均存活率是 82%，大肠癌的存活率是 60%；瑞士的医疗支出占 GDP 9.8%，乳癌与大肠癌的存活率分别是 76% 及 51%；荷兰的支出是 8.6%，存活率是 72% 及 50%；西班牙的支出是 7.6%，存活率是 64% 及 46%；英国的医疗支出只占 GDP 的 6.9%，其乳癌五年存活率只有 63%，比美国少十九个百分点，大肠癌的五年存活率是 36%，比美国少二十四个百分点。可见，每个国家在医疗保健方面投资的多寡，决定了该国人民在癌症方面的生命价值。

常言道，一分钱一分货。虽然有时花钱不一定买到好货，但是不花足够的钱则绝对买不到质量。犹记得 1960 年，我到美国接受住院医师训练时，同侪都想争取机会到英国进修几年,来增强自己的资历,因为当时英国是世界先进医学的殿堂。也就是在那样的光环下,英国率先全世界实施全员健保。结果十年、二十年、四十年下来,因为政府各种财政负担日益沉重,健保预算一直无法跟着需求提升,医疗质量逐渐沉沦,在数十年后的今天,其医疗质量一蹶不振,竟沦落到在欧盟诸国"吊车尾"的窘境。

英国殷鉴

虽然近年来英国政府痛定思痛,设立了国家级的卓越临床医疗研究机构(NICE),力图改善医疗质量,但是政策的推行旷日累时,而且数十年的沉疴也不可能一药见效,对于正在为病所苦的英国人民而言,到底缓不济急,因此,在维护人权的思维下,不得不由英国的全员健保买单,开放部分英国人民出国就医。

当今台湾地区的健保支出几乎只有美国的三分之一,但台湾地区的人员看病频率却是美国人的三倍(台湾平均每人每年看诊十五次,美国五次),而病床与人口比却是美国的两倍,因此卫生负责人员与医界常以台湾医疗"俗搁大碗"自豪,并诟病美国医疗既贵又不方便,却不愿正视我们的癌症治愈率还差美国一大截的事实。连较容易诊断、治疗的结核病的死亡率都是美国的十九倍。

问题在于,许多台湾人因为可以随时、随地、随意挂号看诊,而对健保感到满意,却不会去想,方便就医、方便做检验、方便拿到药、方便开刀,所得到的只不过是医疗,而不一定是有用的医疗。更何况急就章的、不正确的,甚至不必要的医疗,对于健康所造成的伤害往往远大于帮助,甚至会造成枉死。如果从相反的角度去解读台湾地区的人看诊频率是美国人的三倍,病床与人口比美国多一倍的现象,那不就反而显示出我们的人民不但不健康,我们的医疗质量也有问题吗?生命无价,花最少的钱得到最多的医疗,果真是台湾地区全员健保的目标吗?

健保的黑洞不是药价差,而是病床太多

　　十年来健保不断面临破产的危机,药价黑洞一直被炒作为健保破产的祸源。"健保局"在舆论与民意代表的压力下,试图填补药价的黑洞,遗憾的是,"健保局"的解决之道不是着力于防止药物的滥用与浪费,而是不断下调药价与压缩药价差,间接地降低药物质量,压缩医药人力预算,反而影响了用药的安全。讲白一点,压缩药价就会迫使医院采购缺乏质量保证的便宜货。而且医院原来就是靠药价差的收入雇药师来经营药房的,如果经费不足,医药人力短少,药师配药量太大,就容易出错,影响病人生命安全。但是不论"健保局"怎么调降药价、压缩药价差,所谓的药价黑洞似乎仍然存在,健保失血仍然不停。

　　在这同时,地区政府也顺应国际潮流,高唱医疗质量、病人安全,还煞有介事地规定各医院设立医疗质量、病人安全委员会,还投入相当多的资源,开办研习会、制作文宣,大力倡导药物安全、手术安全等等。然而,医疗质量、病人安全计划的推动必须有充分的人力去执行。但是众所周知,在台湾,不但

医院医护、药事人力不足，实习、住院医师也经常被用来填补
人力空缺，却又得不到适当的教导与监督。这些年来，为了抢
食健保大饼，在医院不断增加、扩大的情形下，人力不足的情
况又较健保实施前更为恶化。在这样的现实下，医疗质量、病
人安全到底有多少保障，实在令人存疑。

徒有硬件无法提升质量

　　台湾人都心知肚明，任何公共政策都有政治力介入的问
题，全员健保的实施是当时台湾耗资最多的一项政策，政治力
的介入之深也就可想而知。因为各级政客滥开政治支票，"卫
生署"负责人员又缺乏坚持做对的事的骨气，其结果就是，自
从全员健保开办后，医院的病床数已增加了约两三万张，总共
耗费了大约七八百亿元于医院硬件建设和仪器设备。

　　病床的增加表面上看似是对全员健康的投资，然而，根据
实证研究，事实则不然。病床多，表示医疗效率差或医疗浮
滥。就像台湾的门诊不必要看诊的人占据了大部分医师的门
诊时间一样，不必要住院的病人则占据了多数的病床（这种病
人比较不需医事人员脑力和时间的投入，利润高、风险低）。

结果,真正需要住院的急、重症病人反而经常等不到病床。①

　　对病人而言,更重要的是,从有关医疗质量的研究中,我们不断地看到医护人力足够与否,与住院病人的死亡率息息相关。这些年来,台湾医院病床急速增加的结果,医护人力不断地被稀释,每一位护士照顾的住院病人数愈来愈多,照护不周的问题愈来愈严重,医疗质量也就不断地下降。

　　而且,根据健保资料,每增加一个病床,健保的支出至少增加二百五十万台币,也就是说,虽然十年来健保预算增加极为有限,但是因为多出了二万五千张病床,今天"健保局"比健保开办之初,每年必须多支出六百多亿台币的住院费用。

　　聪明的台湾人,请您想想,为什么当健保负债愈来愈沉重、破产危机愈来愈紧急的当下,政府、民间却还将七八百亿的资源投注于硬件的建设与仪器设备的扩充,每年还要多负担六百多亿健保预算来维持不必要的病床呢? 这中间的矛盾要如何自圆其说?

---

　　① 为了减少不必要的住院,"健保局"于 1999 年推动第一阶段约五十项住院病人论病计酬支付制度(开同一种刀,不论病人住院日之长短,健保一律付一个定额)。实施以后,确实达到了缩短住院日的目的。但是,因为"卫生署"开放了太多病床的设置,很多医院唯恐全面(超过九百项)实施论病计酬后,病床将会闲置,而影响医院收入,就联合抵制"健保局"。事实是,全面实施论病计酬,不但可减少"健保局"病房费的支出,急、重症病人也才不会变成人球,护士与病床比也才会改善。但其前提是,改革支付制度,提高支付标准。

只要方法对，就能测量医疗质量

11 月 30 日《联合报》读者陈志雄先生在《门诊减量，问诊时间没增加》一文中很扼要地道出了全员健保的荒谬。他说："既然看一个病人花五分钟跟花一小时所得到的给付是相同的，医院就没有诱因对病人提供较详细的问诊，以作出更精确的诊断。当健保给付减少时，医院可能不仅不会投入人力、物力以提升质量，反而可能将质量降低到合乎健保要求的最低标准而已。'卓越计划'可能造成医疗质量下降最多的医院，反而得到最大利润的反淘汰现象。"

事实上，因为原来健保制度的设计就缺乏思考，所以支付标准根本不合逻辑。看诊不管病情轻重与时间长短，都是两百块台币。药物、检验不管对病人有没有用，都一律照单给付。所以，反淘汰的后果早在实施总额预算、卓越计划以前就已经产生。因此，台湾医疗质量普遍低下，从去年 7 月《远见》杂志报道的台湾医疗大调查可见一斑。根据该调查，超过 33% 的民众认为"就医方便"最重要，只有低于 1% 的受访者在乎"看诊仔细"。我的解读是，因为绝大多数民众从来就没有"看诊仔细"的经验，以为医师看你一眼就能作诊断，因而不知要有这样的期待。

病人分不出冒牌医师与正牌医师

更可笑(可悲)的是,前不久,报载有位冒牌医师数年间在数家诊所看诊,看过上万个病人,居然没有一人发现有异,直到最近闹出人命,才发现他原来是个完全没有受过任何医学训练、对医疗一窍不通的冒牌医师。显然,当今台湾正牌医师的医疗行为以及质量水平,已经沦落到病人都分不出他们和冒牌医师有什么不同的地步。

在这样的医疗环境下,看诊仔细的医师以及用心维护医疗质量的医院,不但得不到奖励,在财务上损失更大。正如陈先生所说,卓越计划的实施,反淘汰的现象只会变本加厉。

12月5日林萍章医师《医疗质量第一? 筛选病人第一?》一文则指出公布医疗质量信息,建立以质量为基础的市场竞争机制可能跌入的陷阱。文中林医师倒是很正确地点破台湾人对医疗质量很严重的迷思,他说:"医疗人员的特殊训练与认证并非有效指针,医院的高科技仪器更不代表医疗质量。"

当今的医院评鉴制度就是犯了重视证照、仪器设备、医院规模的错误。健保给付又与医院规模挂钩,层级愈高,给付就愈多。因为这个基本观念的偏差，造成严重的后遗症，不但妨碍医疗质量的提升，而且因为评鉴制度鼓励医院扩大及"武器"竞赛，从 1996 到 2003 这七年间，医学中心病床增加了44%，区域医院则增加了 55%，医院大型化的结果，反而变成健保财务不断失血的一大祸源。同时，也误导民众以为医院大、设备多，就表示医疗水平高，使得台湾基层医疗不断萎缩，医学中心则资源倒置，把大部分人力与资源用在抢基层医疗的轻病病人，而疏忽了急、重症病人的照护。

质量信息要公开

难怪林医师会担心，台湾医疗质量的评比，很可能会重蹈医院评鉴的覆辙。"排行榜第一名的医院，可能不是真的医疗质量第一名，而是'病人筛选功力'第一名，真正用心于治疗重症及高危险性病人的医疗院所，很难名列前茅。"

个人的看法是，过去很多制度产生反效果的原因，主要是制度设计不良，所以得不到预期的效果，甚至得到相反的结果。医疗质量公开、建立以质量为基础的市场机制、鼓励"质"的竞争，无论如何都比"量"的竞争更合乎公平正义的原则，而且也能遏制医疗资源的滥用与浪费，这也是未来的趋势。

我们不应因噎废食，而是要认真地去学习如何正确评估、监测医疗的过程及结果，借着正确的质量信息的公开，让民众有为自己选择优良医疗院所的依据，从而产生优胜劣败的正面效应。我承认这绝对不是三五年就能达到的目标，但是，我们应该从现在就开始学习，做准备，台湾的医疗质量才有可能向上提升。

回响《傲慢 偏见 保险》

丘吉尔曾说:"民主是一个没效率的制度,但是,在没有更好的选择时,仍旧是一个最好的制度。"美国医疗保险费用居高不下,以致有些民众无法被照顾到的问题,并不是新闻。美国是否实施全民健保的争议从罗斯福时代就开始,一直延续至今。每次总统大选也是民主党与共和党对抗的重要议题之一,这是美国两党之间的政治问题。

我在美国行医已超过四十年(本人于 1965 年出国进修,自 1990 年回台湾后,仍保留美国杜克大学医学院的教职,每年回杜克大学做三个月的临床教学),对于过去二十年美国医疗保险日益商业化的现象也感到忧心,因此,对于美国医疗保险制度的改革也有极深切的期待。但是,一个制度不好,并不能证明另一个制度就是好的。

诺贝尔经济学奖得主克鲁格曼(Paul Robin Krugman)在《经济日报》所刊登的《傲慢 偏见 保险》这篇评论令我失望。他批评美国的医疗保险制度因为保费太高,有 15% 的人投保不起,其医疗费用高昂,也造成政府极大的财务负担。他认为台湾地区全员健保投保率高,纳保成本及医疗费用增长很低,因此,值得效法。

有趣的是,克鲁格曼在该文中说:"台湾,对许多美国人而言,是一个一无所知的遥远地方。"克鲁格曼是一位研究经济的学者,我极尊重他在经济政策方面的见解。但是,谈到台湾的健保时,他只不过看到台湾地区政府所提供的一些简化的财务数字,我敢直言,就医疗质量而言,台湾对于他,也是"一个一无所知的遥远地方"。

从简化的数字看不出真相

"卫生署"侯胜茂"署长"在最近一期《台大校友》双月刊的一篇文章《健保改革,势在必行》中就提到,"不管数字如何漂亮……所有制度内的参与者,都说这个制度不好,这个制度就要考虑修正"。这句话是非常正确的。从他这句话就可以看出台湾健保投保率很高、支出很低、给付范围很广、病人不必等候,这些漂亮数字背后所呈现的医疗质量真相是,我们的乳癌 X 光筛检,误判率七成八(2004 年 6 月 7 日《联合报》);癌症存活率只比东欧稍好,与欧美各国相较仍有努力空间(2005 年 11 月 18 日《民生报》);结核病的诊断逾三成误诊(2005 年 11 月 13 日《民生报》);结核病的死亡率是美国的十九倍(2004 年 4 月 18 日《民生报》);糖尿病的死亡率是亚洲第一（2004 年 7 月 30 日《联合报》）……

　　更何况，克鲁格曼还不知道台湾全员健保尽管不断压抑费用的成长，但实施不到五年就出现财务危机，不到十年就负债累累，是全世界最快面临破产危机的医疗保险制度。我质疑，哪一地区的企业排行榜会把一个负债累累、面临财务危机的公司推举出来作为其他公司的标杆呢？

　　最讽刺的是，克鲁格曼在该文中提到，"当布什政府提出社会保险民营化时，那些评论家、独立思想家就根据错误的信息齐声歌颂智利的民众退休制度，事实上，智利体系有许多问题"。而当克鲁格曼要美国效法台湾的全员健保时，他自己竟然犯了同样的错误，也根据错误的信息歌颂台湾的全员健保，事实上，台湾的医疗体系一样"有许多问题"。

竞争力大师波特打破健保的迷思

我们的卫生负责人员在谈到台湾的全员健保时,总是标榜健保近百分之百的纳保率,不但"俗搁大碗"且"方便无比",可以东南西北随意看病而不必等候。

然而,竞争力大师波特(Michael Porter)4月30日在台湾的一场演讲"创造高价值的医疗体系——对台湾的意涵"中说,台湾做到全员纳保固然是个可贺的成就,但这只不过是健保政策的一个环节。全员健保政策的终极目标是"维护全部民众的健康",其最重要的任务是提供全员"有价值的医疗"。

所谓有价值的医疗是:最好能够事先预防疾病的发生,或者能够尽早发现疾病,尽快作出正确的诊断,适时提供正确的治疗,并且在医疗过程中避免错误的发生。人民参与医疗保险所期待的应该是"健康得到适当的维护",而不该想要得到"更多的药、更多的检查、更多的治疗"。波特说,如果只提供人民获得很多医疗服务的机会,对人民并无好处!

因为发达国家的医疗支出大都集中在中风、心血管疾病、糖尿病、精神病、气喘及癌症,这部分病症耗费掉大约60%的医疗资源,所以,波特倡言未来医疗的趋势,除了由基层提供一般照护外,医院的形态则会转变为以治疗上述六种重要疾病为主的专门医院,而且质量的要求应放在医疗普及化之上——意指如果不能提供质量优良的医疗,医院再多、再大、再方便也没有用。

方便性不该是优先考虑

当有听众质疑医院不普及会造成民众的不便时,波特举例说,目前美国有一百三十九家医院在做心脏移植手术,结果好的医院经验丰富,手术死亡率是零,差的医院一年做不到几个,经验不足,死亡率是百分之百。如果医疗质量的信息是公开透明的话,大部分医院就会无人问津,早就关门了。就是因为医疗质量的信息不透明,病人误以为所有提供心脏移植手术的医院能力都差不多,自然而然选择方便的地方。如果质量信息公开,民众就不会为了方便而到死亡率百分之百的医院做心脏移植手术。换言之,在做性命攸关的决定时,方便性不应该是优先考虑,求方便反而是不智之举。

波特教授更认为,容许那么多医院斥资装备昂贵的仪器,去开需要众多受过特殊专业训练的医事人员、耗费大量资源的高难度手术,是国家整体医疗资源的浪费,他认为应挑选二十家好的医院做这类手术就够了。

　　但是,为什么今天在台湾,民众会因为健保标榜"俗搁大碗"又方便而感到满意,医院更以其规模与仪器为号召? 问题在于民众缺乏判断医疗质量的根据,才会误以为庙大神就灵,"俗搁大碗"表示赚到更多,一切方便就是好。

　　波特认为,没有用的医疗再便宜也是浪费。要控制医疗支出最有效的方法就是提升医疗质量,所以,未来医疗的竞争必须是质量的竞争。因此,他建议健保改革的重点之一是要借着信息系统的设计,建立起测量医疗质量的机制,奖励医疗体系不断自我改善与创新,使得质量愈优越的医院生存空间愈大。最重要的是,能够为民众提供辨别医院好坏的依据,让民众拥有为自己生命把关的机会。

为健保开处方

背景

1995 年台湾地区政府推动了一项重大政策——实施全员健康保险制度。如今纳保率已超过 95%，对于绝大多数台湾人而言，已经排除了就医的障碍，这显然是一个值得引以为傲的成就。然而，任何制度都不可能是一个简单的程序，所以，执行后，必然都会发现因多重因素的互为因果而产生事先没有预料到的后果，因此，任何可以长久的制度，其制度本身必须包含定期更新，并建立及时反映外在环境变化的机制。

就如在任何一家负责任的医院，医师必须定期参加质量改善会议，包括"死亡与并发症"研讨会，由医师自己报告整个医疗过程，严肃面对同侪，接受质问，把事情发生的前后交代清楚，从而记取教训。这种研讨会的目的，不在挑剔或批评（虽然当事人难免会有这种感觉），而是给自己一个反省与学习的机会，进而促进医疗质量的提升。如果没有这样的研讨会，缺乏同侪及导师的协助，医师就不容易完整发展他的专业,拥有可以让病人信赖的知识与能力。

以下我们将以如上述参加质量改善会议的精神,来检视全员健保制度本身,及其对医疗体系所造成的冲击和对医学教育的影响。

当台湾地区政府在1995年宣布实施全员健康保险制度的时刻,有多少人会料到我们医界的领导人物会为了自己医院的利益,违逆"健保转诊"的基本精神,而置台湾医疗秩序于不顾? 有多少人知道这个制度不具备质量改善机制,更谈不上质量的确保? 有多少人料到这个制度会引起"健保局"、医界与民众不断地争斗? 有多少人想过台湾经济不一定能与人口老化的速度、健保的财务负担成比例成长? 又有多少人想过新科技的发明,提高了社会对医疗的需求,造成医疗费用的增加。更重要地,我们居然完全忽略了编列医事人员与民众教育的费用,遗忘了教育才是健保制度的核心骨干。当实习医师、住院医师训练以及全部医事人员的终身持续教育经费不在"教育部"与"卫生署"的预算内时,是否就应该立法把这笔经费包含在全员健保的预算内?

在全员健保实施十二年后的今天,正视它所造成的诸多后遗症,能提供我们很多的启示,更让我们发现健保的改革已经刻不容缓。我们必须拿出面对问题的勇气与决心,从而一一寻求解决之道,尤其是医事人员与民众的教育问题,因为这两者的教育才是确保健保成功与永续经营的关键所在。

估算出"疾病负担"

因为全员健保是台湾唯一的健康保险制度,因此,全员健保制度的优劣左右了台湾的医疗质量,间接决定了全员的健康。如果要让制度长久,就必须存在一个自我更新的机制,而且要先估算出"疾病负担"①,并依其重要性订定优先次序。然后再据此算出健保的预算。

然而,要真正了解疾病负担,除了需要政府单位的协助外,也需要一群有心的各领域专家学者,经由研究建立可靠的基本数据,再经多元的讨论并取得共识后,才可能较正确地估算出健保的预算。然后据此决定全员健保给付范围的优先次序,计划要用多少钱来做多少事。其后,再随着疾病负担的改变来调整健保的给付范围。唯有依赖这种机制,才可能灵活、合理地调整健保的给付范围,同时根据全员医疗的需求调整全台湾医事人员的数量,以及医疗专业及民众教育的内涵。

自1980年以来,台湾十大疾病的发生率与死亡率有很大

---

① 除了死亡率与罹病率这两个最直接的健康测量指标之外,疾病负担(burden of disease, BOD)是另一个目前常被用来代表民众健康状况或疾病结果之综合性健康测量单位与方法。在1993年世界银行和世界卫生组织共同发表的报告中提出,应该量化全球疾病负担并提出改善健康的建议,尔后即开始进行全球性疾病负担研究,对不同疾病所带来的病痛、生理与功能衰退、心理负担,及其他相关因素,做综合性比较、量化,得到了相对指标值。这个指标值可直接用来比较不同疾病间对健康之相对负面影响,或不同医疗科技与卫生介入对健康的正面影响。

的变化。过去威胁台湾人民生命的重要疾病,如中风和传染病,开始被癌症、心血管疾病与新陈代谢疾病所取代。在可见的未来,我们可以预测在发达地区与发展中地区,与生活形态相关的疾病负担将占所有疾病的一半,与环境污染及基因有关的约为两成,受到医疗可近性影响而增加的疾病负担约占一成。

我们相信这些疾病的发生率与死亡率大多可以经由预防、早期诊断以及有效的治疗而降低。因此,如果要把钱花在刀口上,就应该把全员健保的费用投资于能够有效降低疾病负担、恢复民众健康或改善生活机能的项目上。所以,用心去研究这方面的流行病学是当务之急。

界定疾病负担的方法是多层次与多面向的。每个国家都应该根据其国民的健康状态,量化其对国家经济所造成的影响,最先必须要由一群专家从宏观的角度去审视该国整体的健康状态。因为目前在台湾地区缺乏必要的基本资料,所以健保制度改革的第一个工作目标是从头开始搜集基本资料。

订定整体医疗费用

一个地区要花多少钱在医疗费用上与其经济状态成正比。显然愈富有的地区愈有能力,也愈有意愿花钱在健康的照护上。当台湾平均 GDP 超过两万美元,与生活形态相关的慢性疾病成为社会主要的健康问题时,我们应该寻求最经济有效的方法来降低这些慢性疾病的发病率,以及重大意外伤害导致死亡与后遗症所造成的疾病负担。换言之,台湾卫生政策就应以投资于慢性疾病的预防及个人行为的改变为工作重心。

民众对医疗的期待,多少会决定他们愿意出多少钱在健康照护上。所以地区整体医疗费用①的决定应同时考虑到:一、要降低疾病负担的话,政府应该要做些什么? 需做多少的投资? 二、如何满足民众对健康的需求? 前者需要有流行病学的基本数据,并设法让民众了解疾病负担与他个人的关系,后者则需要建立起民众与多领域专家,包括医疗提供者、公共卫生学者、政策制定者、经济学家以及社会学家等的沟通管道。融合了前面两个必要条件,也就是有了疾病负担的数据,以及清楚了解民众对医疗的期待后,才能够根据上述具体的信息,订定健保政策与健保费用。

目前台湾的全员健保制度是一个由"政府设立",从民众与雇主收取费用的单一保险者制度。其费用的分配是由雇主付 60%,受雇者付 30%,政府出 10%。由于政府同时扮演保险者与执法者的角色,使得健保制度缺乏一般私有保险业所应具备的市场反应能力与弹性。根据法律要求,一般私有保险

---

① 涵盖公部门及私部门两大部分,支出项目包括一般行政、公共卫生、个人医疗及资本形成四大类。其中个人医疗包括全员健保支出总额、其他政府保险,加上少数的自费保险及个人自付的医疗费用。

业必须跟保户与医疗提供者协商,去迎合双方的需求。然而当今全员健保制度的设计,"健保局"既是球员又兼裁判,难免因利益冲突而违反了民主的程序。

也因此在健保实施以后,出现了不少问题。由于"健保局"直属"行政院",虽然"健保法"订有弹性调整费率的机制,但是,在"立法委员"以及民众的反对下,一直无法依法调整费率。"健保局"只能用总额预算制来控制健保费用的上涨。

总额预算制引发的问题

在健保实施的初期,为了安抚医界大佬与民众,以利于健保制度的推行,"健保局"主动取消了转诊的关卡,以致民众为了一些会自我痊愈的轻病如伤风感冒、腹痛、腰酸背痛等,舍基层医疗院所而直接前往医学中心就医,造成医疗资源的错置与浪费。虽然民众因就医的方便性而对健保制度感到满意,但同时也养成了滥用与浪费医疗资源的习惯。而总额预算制的实施并没有达到改变滥用与浪费的目的,反而因为医院照顾轻病的成本比较低,使得健保费用的分布由重病移向轻病。

另一方面,尽管"健保局"不断调降药价,药物的费用仍旧维持在全部健保费用的25%,显示虽然药价降低,滥用与浪费的程度却更加严重。此外，医院为了增加收入而开发整形塑身手术、高科技健检等自费项目来补健保给付之不足，使得医事人力往非健保方面移动，而造成内、外、妇、儿、急诊科的"五大皆空"。

此外，全员健保制度中并没有建立质量改善的机制，所以，目前医疗质量在台湾完全被忽视。因为没得比较，民众无法了解什么是医疗质量，而误以为就医的方便性或获得更多的医疗就是好的医疗，也就不懂得向"健保局"及医界提出改善质量的要求。

在七年前（2000 年）"健保局"又大幅降低医事人员训练费用的补助，从 3％降到低于 1.5％，结果，医事人员训练费用的负担就很不公平地落在医疗机构上。医疗院所的因应之道就是精简人力、削减成本，而任凭医疗质量沉沦。

然而，医事人力的质与量才是决定医疗质量的关键。目前，台湾对于整个医学教育的监督管理责任分散在数个不同的部门。"教育部"督导十一所医学院的学士前教育，"考选部"负责执照考试，"卫生署"则管辖学士后的住院医师训练，而专科及次专科训练则由各个学会负责，现在连财团法人医院评鉴策进会也介入了学士后教育，创造了一个介于学士后与住院医师训练之间身份不明的一般医学训练计划，使得整个医学教育的过程切割更细、更加失去一贯性。

医学教育改革迫在眉睫

因为多头马车,缺乏统筹,结果是整个体系支离破碎,进而增加其执行的困难度与效果,更没有一个单位需要为教育成果负责,导致台湾医学院教育与住院医师训练质量低劣。然而,这个社会需要健全的医学教育来训练出优秀的医事人才,以达到保障全部民众健康的目的。所以为了确保医学教育的完整性与持续性,亟需整合目前分散于各部会的权责,由一个机构全权负责、统筹医事人员的教育训练及证照的核发。

此外,台湾的医学教育一直以来着重知识与技术的传授,忽视专业态度及人格的培养,也是造成医师不够关心病人、缺乏责任感的原因。因而医学院入学标准的建立、医学院课程以及教学方法的改革已迫在眉睫。课程方面除了加强前两年的人文通识教育以培养利他的精神与沟通能力外,最后两年的临床教育则需要更多的监督与指导,以确保医师具备扎实的专业能力,同时养成负责任的专业态度。更重要的是,营造良好的执业环境,在整个教育过程的潜移默化中去领悟医疗是一种付出的志业,而且,需要终身不断学习,不断求进步。

结语

面对当前的问题,其根本解决之道是:一、改变健保财务的结构;二、建立一个可长久、有主动更新机制的制度,以教育优秀的医事人员,同时建构一个高效率又能够创造医疗价值的执业环境为其核心价值;三、在改造全员健保制度的同时,在其基本设计内加入降低"疾病负担"及确保质量的机制。

我们要了解,排除民众就医的障碍,只不过是整个健保制度的一个环节,如果不能提供高价值的医疗,其实就是资源的浪费。优秀的医事人员是提供优良医疗的必要条件;提升民众对健康的认识,参与自身健康的改进也是全员健保能永续经营的必备条件。在2008年"台湾选举"的前夕,健保制度的讨论,应该是一个攸关全员的最重要课题。

台湾健保改革的迫切性更高

　　我们都知道梅奥医学中心（Mayo Clinic）是全球闻名的好医院。4 月 10 日《纽约时报》的一篇社论中指出，在针对美国五个医学中心所做的一项医疗质量与医疗费用的相关性研究中发现，同样是"病人临终前两年的照护"，在梅奥医学中心的花费远低于其他医学中心。其最重要的因素是：梅奥的医师领的是固定薪资，其他医学中心则是绩效支薪。

　　梅奥医学中心在一百多年前创院时，创办人所订定的核心价值观就是"以病人的需求为第一"。显然，梅奥从一开始就鼓励医师每天工作时要全心全力把病人照顾好。在这样的机构里，会照顾病人的医师最受尊重。而论绩效支薪的制度则难免会诱导医师把目标放在绩效上，在其机构里，会赚钱的医师才受到重视。

　　和信治癌中心医院大概是台湾唯一不采用绩效支薪制度的医院，我们发现当医护团队把目标放在病人的福祉上，专心用对的方法把事情做好时，不但病人的存活率提高，医疗资源的花费也减少了，可说印证了梅奥的经验。但是在目前健保

"论量计酬"的给付制度下,我们做得愈好,在财务收入方面吃亏愈多。

促成"论质计酬"计划

所以,在1996年,我们用和信完整的乳癌病人存活数据及医疗费用的数据为根据,游说"健保局"施行"乳癌论质计酬"试办计划,经过五年不断交换意见,"健保局"终于在2001年推行四种论质计酬试办计划,来鼓励医界做"对的事"。

正巧,我最近读了去年出版的一本书《医疗改革不能再等!》(*Health Care Reform, Now!*),作者霍尔沃森(George Halvorson)是美国西泽医疗体系的执行长,他在书中直指传统医疗给付制度的谬误。他说市场机制与财务诱因,不管在什么产业都能产生降低成本的效果,唯独在医疗产业不然——竞争愈剧烈,医疗费用上升愈快。这并不表示市场机制在医疗产业不管用,而是医疗给付制度把财务诱因放错了地方。

他解释,在美国目前的健保制度下,共有九千多项申付项目,包括各种检查、处置、手术、用药等,只要做了,不管需不需要、有用没用、是好是坏,保险公司都逐项付费。但其中却没有一项是"痊愈",也没有一项是"健康的改善",所以,在这种制度下,把病人照顾好是申请不到钱的。难怪医界努力提供检查、处置、手术、用药等服务,且不必为结果负责。

　　以癌症医疗为例,如果你用尽心思把病人的癌症一次就治愈了,你只赚到一次的钱。然而,如果你马虎草率,诊断不准确,或是治疗方法不对,结果癌症复发了,你就有做更多检查及治疗的机会,因此,就赚到更多的钱。这样的制度不是极端违反常理吗?

　　事实上,在台湾地区因为支付标准不到美国的十分之一,医界以冲量来弥补给付不足的关系,不论是门诊量、检验量或用药量等,都比美国高出好几倍,显示医疗滥用的情形比美国更为严重。如果美国医疗制度需要立刻改革,那么,台湾健保改革的迫切性不就更高了吗?

第四部

医院管理就是质量管理

我们能记取 SARS 给我们的教训吗？

眼看着 SARS 造成岛内医疗体系的慌乱和医护人员的折损，这情况着实令人感到痛心。虽然，我们宁愿它不曾发生，但这场噩梦成真也不令人感到意外。之所以会有这样的结果，其实我们老早已种下恶因。也许是因为台湾经济起飞不过二三十年，算是暴发户，难免目光短浅，只求近利。所以这些年来，我们这个社会一直缺乏实施风险管理以防范未然的观念，不愿投资于眼前不能得利的事。这种现象从飞安、劳安、工安等问题的屡屡发生可见一斑，只不过这次是在医疗体系的层面暴露出来而已。

我们都知道台湾地区医疗费用的支出远低于绝大多数 OECD 国家，又因健保制度设计的谬误而存在着许多滥用、浪费的问题，所以，真正花费在有效医疗方面的支出，也许只剩下健保支出的六七成，由此就可看出这个社会是如何看待生命的价值；生命的价值如不被尊重，我们就不会很严肃地去执行维护生命安全的工作。

台湾的经济主要依赖外销产业，产业界为了要外销计算机、芯片、自行车等等，必须与全世界的同行竞争，工厂管理就会很用心，会严格遵守标准作业程序，甚至于用"六项本标准偏差"（Six Sigma）的品管机制，戮力追求高品质高效率，才能为台湾赚进外汇，提升台湾的GDP。

魔鬼就在细节里

然而，医疗是内需事业，"健保局"又是唯一的买家，并且不论医院做好做坏都一律论量计酬，所以，在健保制度下，医疗质量就流于口号。医事人员缺乏遵循标准作业程序的动机，愈快打发病人，收入就愈多。而且，除非发生立即的生命危险，这中间发生的疏失，神不知，鬼不觉，所以大家就存着侥幸心理，得过且过，长年下来，粗糙草率的医疗就变成了台湾医疗的常态。

然而，英谚道："魔鬼就在细节里。"不按部就班看诊，误诊率必然增高；医院缺少感染科医师主导感染的防治、缺少隔离病房。感染控制就无法做彻底；洗手台不普遍，就无法要求医护人员养成洗手的习惯；耗材重复使用，也必然增加感染率。但是，因为我们从来不做医疗质量的检视，没有人认真追踪医院的感染率，久而久之，对于感染问题就缺乏警戒心。

这次面对SARS的威胁时，明明有大陆和香港的经验可借鉴，进而提高警觉。但是，长年养成的习性到底无法一下子改变过来，照常两三分钟打发一个病人，偏偏碰到疑似 SARS 的诊断时，没有高科技检验可用。筛检 SARS 唯一的工具就是详实的病史（包括旅游史、接触史）及仔细的身体检查。只要一有疏失，它就给你颜色看。更何况，台湾急诊处又经常拥挤如菜市场，怎么可能做好有效的防护与隔离呢？

最近几星期来，大家不断争吵着政府指挥系统失灵的问题，虽然，我也认为政府的决策不如人意。如果早些做好规划，早日培训一群专责医护人员，设立专责筛检以及治疗 SARS 医院的话，可能可以降低风险，防止医院的一一沦陷。然而，从这次面对 SARS 疫情所产生的乱象，我们也可看出民众仍无法摆脱威权统治、由上而下的行政思维，事事期待着英明的领袖来为大家解决问题。

SARS 疫情一发生，美国疾病管制中心（CDC）、世界卫生组织（WHO）及权威医学杂志网站很快就有相关信息以及各种防疫的准则，每家医疗机构如果自动自发地做好各自的防疫工作，各自具备危机处理的能力，政府的失灵也不至于造成如此严重的后果。

不能放牛吃草

事实上，这次在 SARS 风暴中，不论是医师出国"趴趴走"、医疗机构干等着政府配送口罩，以至院内感染失控等事件,都在考验医疗人员专业判断、解决问题以及危机处理的能力。再者,从两位第一年住院医师殉职的悲剧,也呈现了医疗机构把受训者当作"劳力"使用的另一个严重的问题。

我刚好在五月的"远见专栏"中提到,"做中学"是最具效益的临床教学。要求医学生、住院医师亲自照顾病人是训练他们独立思考、判断与解决问题能力的方法。但是,我们不能放牛吃草,让病人沦为学习者的实验品,所以,主治医师必须从旁指导、监督、协助,以保障病人的安全。而从这次两位住院医师的殉职,让我们得到了另一个教训与体悟:原来资深医师的从旁指导,除了能保护病人的安全外,同时也能保护学习者的安全。

如果,当初资深医师在场指导,住院医师就不必因自我摸索而长时间暴露于 SARS 病毒。如果当时教师在旁即刻介入而在短时间内顺利完成插管,两位住院医师即使受到感染,吸入的病毒剂量没有那么多的话,也许就不至于有生命危险,而且病人也不必承受长时间插管的折磨。更且,如果怀疑病人罹患 SARS,就不应该让经验不足的第一年住院医师去担负危险的工作。这样的安排,不论是对住院医师或对病人都非常不公平。

从这次疫情的处理中,我们也发现不少有上千张床规模的医学中心竟然只有两三间隔离病房、两三位感染科医师,足见医界对"感染管制"的用心与投入的程度是多么地低。以这样薄弱的软硬件条件要迎战无孔不入的 SARS 谈何容易。而从和平医院封院的急就章也再次看到决策单位的草率,重大政策经常都在没有经过周延的规划、做好配套措施的情况下就贸然实施。

从这次 SARS 的经验,我们看到台湾的全员健保制度不但是全世界所有健保制度中最快面临破产危机的制度,如今,又证明它是一个漏洞百出的医疗体系,不但无法保护民众的基本健康,也无法保护医护人员的安全。

台湾医疗轻忽人的投资

　　我一向认为医院管理的基本原则就是质量管理。然而，台湾的医院管理却一直误把财务管理当作主轴。多年来，经常在"卫生署"主办的医院管理会议中，听到相关负责人员要求其所管辖的医院追求10%、15%的利润，而不是提升10%、15%的治愈率。听后，很不以为然，也多次在公开场合发言，并发文指出这种思维的谬误，但十几年来都没有发生任何效应。

　　最近，很高兴看到"医疗改革基金会"与护理师、护士公会等六大医事团体发声，呼吁"卫生署"不可放任新版医院评鉴的人力标准往下调降，否则将严重影响医疗质量。我不知道这个行动会发生什么效用，也不知道多少民众会关心这则新闻，但这却是一个攸关全员健康的重要课题。

　　2000年美国国家卫生研究院发表《犯错是人性之常——建构更安全的医疗体系》(*To Err is Human*：*Building a Safer Health System*)的研究报告后，"卫生署"才开始关心"医疗质量与病人安全"这个议题，还花了不少钱开办研习会，倡导医疗质量、病人安全的概念，并要求各医院设立医疗质量、病人安全委员会,希望能借此提升医疗质量与保障病人安全。

个人认为提升医事人员有关质量与安全的意识固然是件好事,但是光是开会,上课谈论医疗质量、病人安全,却没有在医院的人力结构上做任何改变,其实成效很有限。

人力不足谈不上医疗质量

谈到台湾地区医疗质量、病人安全的问题,其最关键的核心就是人力配置不足。美国卫生研究院那份报告,强调要避免医疗失误,必须从系统的健全化做起。

避免人为疏失的方法有二:其一是优良的专业纪律,其二是适当的人力配置。大家不难想象,如果医院人力不足,工作量太大,出错的机率当然就会升高。去年麻醉医学会就自己爆料,因为各医院麻醉医师人力不足,台湾地区麻醉死亡率是日本的十七倍,连菲律宾都不如。

根据美国国家护理研究中心的研究,以一位护士照顾四位病人为标准,每多照顾一位病人,住院病人二十天内的死亡率就增加7%;如病人数增加到八人,死亡率就增加31%。这是真实世界的统计数字,但是,长久以来在台湾很少有人关心这个极严重的结构性问题。这个根本性问题不先解决的话,医院空喊医疗质量、空有病人安全委员会又有何用?

台湾医界常以拥有全世界最大的医院、拥有昂贵的新型高科技仪器设备为傲。民众选择医疗机构时,也多半以医院的规模和硬设备来判断其好坏。因为重硬件轻软件,资源严重错置,尽管医院超多、超大,设备也不少,就医更是方便,但因人力的投资严重不足,医疗成效不彰。我们的糖尿病死亡率是亚洲第一、洗肾人口比例是全世界第一、肺结核死亡率是美国的十九倍……

如果台湾人不能了解优良医事人力的投资远比医院硬设备建设更重要,并严格监督"卫生署"、医疗院所把钱用在对的地方,就医安全就更难保证了!

台湾医疗奇观

报载"监察院"程仁宏委员指出,台湾医院普遍有医师看诊量超多、工作时数超时、病人就诊时间却超短的现象。"卫生署"明知,却未能解决问题。"监察院"已通过纠正案,要求"卫生署"两个月内提出改善措施。

"健保局"负责人员说健保开办的第三年即实施"合理门诊量"政策,就是以诊察费递减的方式,让医师自动限缩看诊人次。显然这个政策完全没有成效。我倒是很好奇,这十多年来,"卫生署"可曾对此政策做过任何检讨?

我更想问的是当初"健保局"实施合理门诊量的动机,到底是要控制健保支出,还是为了维护医疗质量以及病人安全?

如果,"卫生署"相信门诊超量是不当的医疗行为,会影响医疗质量及病人安全,这么多年过去了,为什么到今天都没有积极的作为?譬如对于这些病人数量超多的名医进行调查,看看他们的医疗成果是否真的比其他同侪更好,他们开刀、用药的适应症是否符合实证医学,他们的病人回诊率是否比同侪高……

更重要地,对于慢性病病人提供完整的疾病教育是优良医疗极关键的一环,一般而言,一诊看三十人就没时间做疾病教育,何况是一百人。所以,看诊超量,显然是违反医学伦理的行为。为什么"卫生署"负责人员居然说,"应容许此'自然现象'?"、"台湾医生有不忍拒绝病人的传统"及"部分具经验的医师可在短时间内为多数病人看诊"。如果连"卫生署"负责人员都相信台湾有神医,我们如何打破民众的"名医迷思"呢?

急诊床排到大厅

上星期医改会公布"十大医疗民怨",指出急诊病人等不到病床的严重问题。有所医院竟然有两百多个肿瘤科病人在急诊等床。几个月前,南部也有一家近千张病床的医院的护理长说,因为该院的化疗病人经常住不进来,所以医院积极争取增建一千张病床的癌症中心,但"卫生署"核准进度"声声慢"。

"半夜排队挂门诊"与"急诊床排到大厅"是台湾的诸多医疗奇观之二。两者都凸显了台湾的医院经营管理有问题。譬如,癌症治疗都有一定的疗程,医院应根据疗程的规划,主动为病人安排住院,怎么会让两百个癌症病人到急诊处去等床呢?那根本是滥用急诊资源,还可能使得真正的急症病人得不到适时的照护而造成生与死的差别。

　　和信医院创院至今已二十年,目前只用约两百张床照顾约8%的台湾癌症病人,表示全台最多只需四千张癌症病床,就能照顾全部的癌症病人。为什么台湾医学中心规模那么大、病床那么多,可是,当病人该住院时却一床难求? 答案就是医院管理不当。

台湾医院管理观念的偏差

报载长庚医院医师认为他们"过去是依照医院规定诚实缴税与缴纳劳健保费,如今被污名化成为逃漏税者,实在无法接受"。我同意杨志良"署长"的看法,税务局只是请长庚医师补缴过去少缴的税,并没有罚款,所以,长庚医师并没有"背负逃税的污名"。至于这个事件的发生,到底谁该负责,我认为这其实是台湾长久以来把医疗当生意做,医院管理观念偏差所造成的。

我曾经在 2004 年 6 月 10 日以"给台湾科学委员会的公开信"为题投书媒体,抗议台湾科学委员会支持岛内医务管理学系、研究所所做的研究计划,几乎都把医院的竞争力与赚钱划上等号,变相鼓励医院的商业化。不但无益于医疗质量的改善,而且破坏医疗风气,祸害无穷,以致今天台湾的医院管理都迷失了照顾病人的使命,只专注在财务管理,而忽略了质量管理。就如各公私立医学中心不用心去改善急诊病人的候床问题,容忍急诊处像菜市场一样拥挤混乱,却投入大量人力、财力去设立五星级的高科技健检、美容塑身中心。显然,赚钱才是医学中心的优先考虑。

犯错是人之常情

同日另一则新闻提到长庚"开错脚"的张医师离职一事，这其实也和医院管理息息相关。

美国国家卫生研究院于2000年发表了一本撼动全球医疗界的报告书《犯错是人性之常——建构更安全的医疗体系》，就是因为任何人都可能犯错，所以，医疗院所要建立机制，重重把关，来预防失误的发生。书中特别强调，吃错药、开错刀这类错误的发生，往往是无心之过，而且，可以经由建立标准作业程序来预防。所以，当发生这类事件时，犯错的医师、护士固然要自省，但不应惩罚个人，而应从组织系统的检讨、流程的修正等方面着手，而医院要为错误的发生负全部责任。依此观点，不论张医师是自动还是被动离开，都是一件令人感到遗憾的事。

其实，医师专业能力不足而导致诊断错误、不当治疗，或判断能力不足而导致开不必要的刀、做不必要的治疗、误判病情的严重度等问题，对病人造成伤害的机率更高，才是民众与医界最该重视的地方。

然而，因为能力与判断问题所造成的错误，很多时候外人是无法察觉或发现的。所以，医院管理阶层为了履行保护病人安全的承诺，必须积极地协助医师追求专业的精进，也要经常评量医师工作的表现。同时整体照护质量也需要经由同侪相互帮忙与相互监督的过程中，不断求进步。总之，质量管理才是医院管理的核心任务。

跨领域团队医疗的实践

2007年4月30日台积电为庆祝二十周年,特别邀请竞争力大师波特做了一场演讲《创造高价值的医疗体系——对台湾的意涵》。他说,现在全世界普遍面对的医疗问题是,绝大多数的医疗院所都拥有21世纪的医疗科技,却以19世纪的思维来管理。因此,医疗的提供支离破碎,导致效率不彰,且造成很多浪费,进而影响医疗质量,完全创造不出价值。所以,他向全世界医疗界大声疾呼,是彻底改造医疗机构的组织架构与作业模式的时候了。

美国国家卫生研究院(IOM)自从在2000年发表《犯错是人情之常——建构更安全的医疗体系》这份报告书后,接着在2001年出版《跨越质量鸿沟——21世纪的新医疗体系》(*Crossing The Quality Chasm: A New Health System for the 21st Century*)一书,描述21世纪新医疗体系的愿景。

IOM进而在2002年召集了一百五十位医学教育、医疗行政、医疗提供、质量研究、病人团体等的领袖、专家、学者共聚一堂,集思广益,终于在2003年出版《医疗专业人员的教育——通往质量的桥梁》(*Health Professions Education: A*

Bridge to Quality），提出21世纪医学教育的内涵，以及医疗专业人员所需具备的核心能力，包括提供以病人为中心的医疗、成为跨领域团队的一员、实践实证医学、专注于质量改善、善用信息系统等五项。意指在21世纪的新医疗体系内从事医疗工作的专业人员，必须具备此五项核心能力才能提供合乎质量水平的医疗。当然，其前提是，先有医疗体系的组织再造，才可能让其工作人员在适当的舞台上发挥所能，提供既安全又具质量的医疗。

传统的医疗系统最初只有内、外、妇、儿四大科，然而随着医学知识的拓展、技术的进步，而发展到更细分的次专科，显见医疗的执行愈来愈精细，也愈来愈复杂，参与的专业人员更多，仪器的效能更高，同时，犯错的几率随之增加，犯错的严重度也加剧。

研究发现，很多问题的发生，追根究底，就是因为医疗体系组织架构及专业人员的教育没有跟上医疗科技进步的步伐。就如波特所说，我们依旧以19世纪的组织架构和思维在执行21世纪的科技。

垂直分科不利于现代医疗的执行

的确，传统医院垂直分科的观念与医院环境的设计，并不利于现代医疗的执行。以一个乳癌病人的诊治为例，当她自己触摸到乳房的肿块时，必须先找乳房外科医师，外科医师再请她到放射诊断科做影像检查，接着，可能进一步做切片检查，由病理科医师判断是良性病变还是癌症。若确定是癌症，就需接受外科手术，然后根据期别决定需不需要做后续的化学治疗及放射线治疗，可能还要做复健。

如果这位病人是在传统的医院接受治疗，她必须在一座庞大的建筑内，自己摸索到不同科挂号，医师与医师之间往往只根据病历及检查报告决定处置，而且，只是由当科医师各自做决定，缺乏他人检视的机制，医疗质量就很难掌控。譬如，有些乳癌病人应该先做化学治疗再开刀，效果会比较好，但是，在传统的医院里面，外科与内科各自作业，病人挂外科的话，除非肿瘤大到切不下来，外科医师多半不会给病人先做化学治疗的选择，病人是否获得适切的治疗，就靠运气了。

在此次波特的演讲中，他举了癌症中心、心血管疾病中心、糖尿病中心为例，来说明 21 世纪的医疗应打破传统垂直分科的架构，重新组织以照护某种疾病为主的跨领域团队。

而由诊治一种疾病为单位的整合性团队去执行医疗的好处是，它是以病人为中心的思维来把团队组织起来。这个团队的成员包括上述不同科的医师与护理、技术人员。他们定期开会，一同分享新知，共同根据最新的研究报告，决定诊治指引，然后，根据每位病人不同的情况，集思广益选择最优的跨科治疗方案。并且，持续评估治疗成果，再检讨改进。这样的照护模式绝对比传统的做法更能确保质量，因为这整个团队是以病人为中心组织起来的。

个案管理师一路陪伴

以和信医院为例,我们的乳癌团队除上述成员外,还有个案管理师作为病人的代言人。病人不必自己逐科挂号,个案管理师会为她安排必要的检查与治疗,为她解决可能遭遇的困难,并与身心关怀小组一路陪伴她顺利走过整个诊治的过程。

根据我们自己的研究分析发现,随着团队的运作愈来愈成熟,评估工具也愈改愈简单、有用,治愈率就跟着不断提升。更重要的是,病人不但觉得整个诊治过程很方便顺畅,而且,也很窝心又安心。

根据波特的理论,在一个癌症专科医院,不但医院的硬件设计和设备是专门为癌症病人设想和配置的,医护人员也能专精在癌症病人的诊治和照护上。熟能生巧,当你专心在一种疾病的诊治上,专业知识不断累积,技术不断增进,自然而然地,治疗效果也会更好。根据我个人约三十年组织团队医疗的经验,我愿在此与大家分享一些跨领域团队工作成功的要诀。

我认为团队虽然需要一个主持人来担任协调的工作,但是,事实上团队中的每一个成员都同样重要,因此都应该负起相等的责任。而整个医疗团队共同的目标就是要提供给每一位病人最先进的医疗，期望能获得最好的医疗效果。我们也希望每一位病人在诊治过程中，没有不必承受的痛苦及不必要的焦虑，最后得到最高的治愈率，以及最少的后遗症。

要达成这个目标，团队中的每个成员都应该有同样重的责任感。所以，每个成员在团队的讨论中都应该以病人代言人的立场发声。如果放射诊断科或病理科的工作效率无法让病人很快地进入治疗阶段，临床医师就会为病人提出改善的要求。如果影像质量或病理检验质量有问题，会影响治疗的决定，临床医师也会为了病人而催促改进。

诊断科医师也常会扮演为病人把关的角色。譬如我们有些病人是在其他医院做了诊断后才转来手术的，我们必定要求重新判读他院的影像及病理切片以示负责。真相是，曾经不止一次因为经过这道程序而改变了原先的诊断，病人才免于接受不必要且痛苦的癌症治疗。譬如曾有病人被诊断为骨癌，因放射诊断科医师重新看片后有所质疑，进一步检查后判定是结核病而改变了治疗计划。也有多次因病理切片的重新判读，病人才避免了被冤枉切除乳房、肝脏或肾脏的命运。

形成善的循环

跨领域合作最大的好处在于临床医师与诊断科医师经常

沟通讨论，很容易相互了解对方的需求，必要改进时就事半功倍。身心科医师参与团队后，也更了解在哪个时机介入对病人最有帮助。当病人身心状况良好时，对治疗的接受度及配合度就提高，对治疗科的医师而言，照顾起来不但容易，成效也会更好。

在这种合作的过程中，不同科的医师就更能体会与欣赏其他科的贡献与价值，而强化互信互赖的基础。这种合作的成果就会大于各自努力加起来的总和，不但大家的成就感提高，而且在相互挑战、集思广益中，个人的成长也会加速。每星期的聚会不但不是负担，还能享受学习的乐趣，善的循环就自然而然地形成，很多成员开始期待团队会议的到来，无法参加反而若有所失。一个成功的跨领域团队就会变成一个不断向上提升的组织。

如果大家没有一个很清楚的共同目标，没有主动参与的动机，跨领域团队只不过是个形式，就会变成沉重的工作负担。大家会认为原来各科做各科的事，把自己的事做了就好，为什么要花时间跟别人讨论，甚至争论，还要与别科协调工作的安排。自己做的事还可能会被提出来检讨，何苦为自己添麻烦？缺乏动机时，做起事来心不甘情不愿，就不可能达到加成的效果，还真可能比原来各做各的更没有效率，就更没有参与的理由了。

杜克大学的经验

我个人20世纪70年代在美国杜克大学首次组建头颈癌的跨领域团队。虽然，在团队成立的前后，不论手术、放射线治疗、化学治疗的方法都没大改变。但是，在团队整合照护后，治愈率却提高了40%，杜克医院才把团队整合的模式逐渐扩大到其他的癌症。

因为深信这个医疗模式的优势，我才决心回台湾设立癌症专科医院，推动跨领域的团队医疗。我们医院是从很小的规模逐渐成长的，所以，从创院的第一天，就开始施行全院各科医师一起参加晨会，讨论医院所有的病人，让大家习惯一起为每一位病人决定最适合的治疗方针，进而一起检讨失败的原因。而各科作业质量的优劣也很容易在这些讨论中呈现出来。大家也逐渐习惯被挑战，同时也学习接受别人的建议。

所以，随着医院的成长，当不同癌症的团队逐渐形成时，就比较容易发挥其功能。但是，即使在十八年后的今天，因为不同团队的成熟度不一样，所以发挥功能的程度也不一样，这当然与团队成员的年龄、专业能力、性格与态度都有关。

有位在和信工作十年、经常参与不同团队会议的临床药师说，要实践团队医疗不可或缺的要素是"人文"，也就是人与人之间相互的尊重。在和信的大会议室挂着一幅字："做学问要在不疑处有疑,做人要在有疑处不疑。"(胡适语)在团队的互动中,如果大家一起严肃地追求真理,保持态度上谦卑,病人就有福了!

尽管我们医院跨领域团队的实践效益永远都有改善的空间,我必须在此指出,我们的团队已经发挥了不小功能的很大理由是,在和信没有"合作"的障碍。因为我们从一开始就刻意打破科际间的藩篱,不以科为单位作为成本或利润中心,利润也不是我们的经营目标。我们强调的是用心为病人提供最好的服务。在医师的支薪方面,"量"也不是最重要的考虑,同侪的互评与病人的口碑才是重点,因为同侪最知道每位医师的专业能力与工作态度。

所以,我认为在台湾如果真正要培养 IOM 所倡导的五大核心能力,建构 21 世纪的医疗体系,有两件事情必须要做:

第一,医院评鉴制度必须与建构 21 世纪医疗体系的目标一致,医院评鉴委员会必须当火车头,以良好的评鉴制度来促进医院往对的方向改革。显然,目前的评鉴制度只适用于传统的医疗体系,而不适用于 21 世纪的医疗体系。

如果医院评鉴制度不先做好全面的改革,则不但无法促进医院进步,还可能变成阻碍进步的最大绊脚石。IOM 在《跨越质量鸿沟》一书中说,政府应拿出资源来鼓励创新。很遗憾地,目前的评鉴制度不但缺乏引导医界创新的诱因,而且因为任何创新的作为都不可能符合评鉴制度所要求的"标准答案",反而会被纠正,并被强制规范在既有的框架内。

　　前瞻性的医院评鉴制度应该要求全台湾医疗院所重新思考其存在的目的，根据其所拥有的人才与周遭环境的需求，订定其所要提供的医疗服务范围。波特教授说，现在大多数医疗院所都提供全方位的服务，他并不是提倡所有医院只专注在一类疾病的治疗上，但医疗院所必须开始思考自己在哪个领域能做得特别好，在哪种服务上能做到足够的量，有没有好的团队和仪器设备而做到很专精？不能做到最好的，就由其他医院去做。而评鉴项目则应针对个别医院工作的范围与性质，审核其人力、设备、制度是否适合提供其所要照顾的病人群完整而安全的照护。

　　第二，波特说，在医疗照护系统中控制成本的最佳方式，不是努力省钱，而是提升质量。因此，个别医院也须颠覆传统的管理思维，从财务管理转变为质量管理，并由全方位的综合医院的形态转型为提供诊治不同疾病的专科医院，且以追求医疗成效为其终极目标。

　　只有当评鉴制度的目标、医院的经营目标与专业人员的工作目标都是以病人的权益为最优先的考虑，同心协力追求病人安全及医疗质量时，跨部门、跨领域的合作才可能实现，否则再美好的理念、再完整的规划，都将只会停留在口号和书面报告上，劳民伤财，且永远无法真正发挥功能。

第五部

高科技的迷思

高科技仪器的迷思

——医师应以专业能力为重

最近有位旅美华人潘登科先生因女儿血癌去世，决定募款二百五十万美元帮助加州大学旧金山医学院成立公益脐带血银行。

我不知道这则新闻引起多少台湾民众的注意，但它让我想起不久前在我们医院董事会发生的事。因这次董事会有半数是新聘的董事，所以，我就向新董事介绍了一下医院的宗旨、愿景与工作内容，其中包括由妇联会捐助的公益脐带血银行。

我向董事们报告，医院之所以会做这件事，是因为我们是台湾唯一专门照顾癌症病人的医院，而骨髓移植是癌症治疗，尤其是血癌治疗不可或缺的一环。所以，本院在妇联会捐赠基金，以及美国杜克大学小儿骨髓移植及公益脐带血银行主持人克兹伯（Joanne Kurtzberg）教授的技术指导下，于1998年成立了台湾第二家脐带血银行，严格遵守标准作业流程搜集、检验、储存热心公益的新生儿父母所赠与的脐带血。并于

2003 年顺利通过美国血库协会（AABB）评鉴认证。至今已配对两百零四人次，共提供十五袋脐带血。

努力破除迷思

当时，有数位董事惊讶地说，他们听到我的说明后方才知道脐带血可以自用的几率原来那么低，而且用别人的脐带血比用自己的，移植后疾病的控制反而更好。因此，有些责怪我为什么没有把这些讯息传递出去。

其实，自从我回台湾工作，为了打破民众对于尿疗法、脐带血、正子照影、质子、重离子治疗等的迷思，经常在报章杂志撰文解说，而且，还常主动找媒体纠正他们一些不尽正确的报道，但是，在业界铺天盖地的宣传，以及有些医界生意人的植入性营销下，不同的声音就被淹没了！

结果，小小的台湾地区，居然有近十家私人脐带血银行，其密度大概是全球之冠。不久的将来，台湾还可能拥有三部昂贵的质子放射治疗仪器，再创一个医疗硬设备的台湾奇迹。

记得 1991 年和信庆祝第二年院庆时，举办了一个鼻咽癌治疗研讨会，邀请了台湾多位专家参与。有位医学中心的教授说，他以为鼻咽癌病人接受放射线治疗以后脖子变僵硬是理所当然的事，当他看到我们治疗的病人脖子还能转动时，感到很惊讶！

再过几年，在一个医学会议中，有位东部医学中心的医师告诉我，他那几年在急诊室工作，有机会看到一些从东部到我们医院接受鼻咽癌治疗的病人，他很好奇，为什么同样是接受放射线治疗，他以前看到的病人脖子都是硬的，而我们治疗的病人脖子却还能转动。

菜肴好坏，决定于主厨功力

答案其实很简单，我有位同事说得好，她说并不是用同样的厨具、食材料理，烧出来的菜就一样好吃。

菜肴的好坏，主要决定于厨师的功力，所以，米其林餐厅标榜的是主厨，从来没有餐厅宣传他们厨房的造价多昂贵，用的是多高档的厨具。

但是，在放射治疗方面，我们却经常看到什么螺旋刀、光子刀、伽马刀等标新立异的宣传，其实都是三度空间的放射治疗。治疗结果的好坏，差别不在机型，而在于医师的专业知识与用心程度。

另外，在放射诊断方面，我们还经常看到媒体报道公众人物经高科技健检而发现肝癌或肺癌的新闻。虽然高科技仪器偶尔会侦测到极小的肿瘤，但根据媒体所报道，这些公众人物发现的肿瘤其实都不是很小，只要用心做传统的筛检应该就找得到。然而媒体的竞相传播，造成了台湾人对高科技仪器的迷思。

去年，圆神出版社看到我们医院网站与双周刊一些有关癌症的文章后，建议由他们来筛选适合一般民众阅读的部分，再由我们的同事更新修正，集结成册，趁着今年医院 20 周年庆的时候，合作出版来倡导正确的癌症知识。

新书发表第二天，"黄达夫说高价健检筛癌，没必要"终于成为一则新闻，热闹了几天。但孤掌难鸣，这样的声音终究发生不了作用！我不得不说，医界如果不自律，媒体也不认真求证的话，实证医学在台湾就很难成为主流。

有关脐带血银行

罹患急性淋巴性白血病的陈志杰小朋友，三年前经过化学治疗，好了一阵子后，今年不幸又复发了。因此，于 8 月 21 日接受和信治癌中心医院公益脐带血银行免费提供的脐带血，成功完成了脐带血移植手术。虽然这个手术根据台大移植医师的报告只有约 25% 的成功率，但是，对于陈小朋友而言，这个治疗给了他一线希望，这也是他唯一的存活机会。

就在这个时候，台湾数家商业脐带血库，就借机在各报章杂志上不断地以错误的信息渲染脐带血自储自用的好处，以及干细胞治疗的希望。我们都了解，在一个民主自由的社会里，执行任何商业交易时，只要双方都心甘情愿，他人并无置喙的余地。

只是，任何公平的交易，买方应该享有"知"的权利，卖方亦有提供透明的、正确的信息之义务。而且买卖双方同为社会的一分子，也都应该了解该交易行为对社会所可能造成的冲击。

自储自用的几率并不高

因此,针对脐带血应否自储自用这个议题,第一个必须澄清的是,到底自储而可能自用的几率有多高? 依据台湾现有医学统计数据去估计,一个人可能得到先天性遗传疾病和恶性血液疾病,需要以脐带血移植治疗的几率应该小于六千分之一,而且,自储的脐带血也未必是最适合自己使用,两相权衡之下,应该可以说自储脐带血可供自用的几率几近于零。

最近生物科技业者在《联合报》提到,"若是林伯炽早在出生之时,将脐带血干细胞自储自用,或许其结果会有天壤之别"。这个说法并不正确。林小朋友脑部及肺部的病变不是异体移植配对不全所发生的并发症。而更重要的观念是,黏多醣症是遗传疾病,所以,黏宝宝自己的脐带血干细胞也带有使他致病的缺陷基因,我们怎么可能使用这样的脐带血来改变他的病况呢?

至于恶性血液疾病如急性或慢性白血病的情况,理论上,用自己的脐带血,就没有配对不全的问题,也就没有植体对宿主的排斥反应问题。但是,自体脐带血移植缺乏抑制疾病复发的效果。而异体脐带血移植虽然有可能引起排斥,但是来自异体干细胞所产生的植主排斥作用可以抑制疾病复发,而有更好的医疗效果。所以,对于恶性血液病的治疗而言,两者比较起来,异体移植的治疗效果大多比自体移植要好。

　　自储脐带血唯一可能的用处是,当健康的新生儿的兄弟姐妹需要移植时,可以派上用场。但我们也不能忽视有遗传疾病的亲属带有缺陷基因的可能性也较高,所以,可用的几率也会因而降低。

发挥救人又自救的互助精神

　　基于上述理由,目前在美国,不论是小儿科医学会或妇产科医学会都劝告新生儿父母,以自愿捐赠的方式将脐带血送给公益脐带血银行。因为公益脐带血银行就像大家所熟悉的血库一样,是一个社会互助互惠的机构,储存量愈大,任何有需要脐带血移植的病人,能够找到配对相近脐带血的几率就愈高。捐赠脐带血就像捐血一样,是发挥救人又自救的互助精神,使得整个社会的每一分子在需要时,都有受惠的机会。

　　如果,这个社会的每一分子都自私地将脐带血据为己有,而不是像捐血一样慷慨乐捐,则将扼杀了公益脐带血银行生存的空间,那么,不但将剥夺这个社会里下一个林伯炽和陈志杰的一线生机,有一天当你发现自己的脐带血不适合自己使用时,也就没有他人的脐带血可供你使用了。

　　总而言之,如果大家都以捐血的精神,踊跃地把新生儿的脐带血捐赠给公益脐带血银行,使得它的量不断增大时,当你不幸需要脐带血时,你受惠的几率就愈高。反之,如果,这个社会大多数人都想自储自用,则不但自己几乎用不着,同时也失去了帮助他人的机会。到头来个人金钱(自付储存费)的损失事小,社会资源的浪费则是不可计量的。

有意义的癌症筛检

今天市面上提供了五花八门的高科技健检及癌症筛检，然而，精密仪器的优势就是它的敏感度高，但也因为它敏感度高，容易产生"伪阳性"，让不少人必须进一步接受侵入性的检查。权衡其利弊后的结论是，造成伤害的几率可能高于侦测出癌症的几率。

所以，到目前为止，国际癌症专家的共识是，有意义的癌症筛检，仍然是传统的方法，包括乳癌须经过临床医师的检查与乳房摄影；前列腺癌须指检、经直肠超音波，与前列腺特异抗原指数检测；大肠直肠癌与胃癌则是经粪便潜血及内视镜的检视；肝癌则是肝炎病史、胎儿蛋白指数的检测与超音波检查等。① 当发现有可疑的变化时，再进一步做病理切片。

---

① 近两年美国政府的预防服务工作组（USPSTF）根据数十年癌症筛检资料的分析，修正了一些筛检的建议，建议乳癌筛检约两年做一次。至于前列腺癌的筛检甚至不建议定期做前列腺特异抗原指数（PSA）的检测。

仪器不是选择重点

我们都知道，医疗是一项人力、脑力密集的工作。因此，临床医师、放射线科医师、病理科医师和检验技术师的专业素养及作业态度，都可能影响筛检的结果。所以，选择筛检场所时，最重要的是选择可信赖的专业人才及医疗团队，而不是看它拥有多先进的仪器。因为，优秀的专业人才自然会在意他的作业质量，为了维护作业质量，他就会选择适当的工具把事情做到最好。换言之，如果没有优秀的人才去操作，即使拥有最昂贵的仪器，也不一定能发挥仪器的最大功能。

在台湾，自从全员健保开办以后，因为健保给付普遍偏低，医院为了筹措更多的财源，自费美容整形中心、健检中心就如雨后春笋般纷纷出现。

所以，不少人就像吃馆子一样，一年试一个不同的健检中心做筛检。也有人存着押宝心态，以为多跑几家检查，侦测率就会提高。

其实，这是一个非常错误的观念，因为不论筛检是靠血液、影像还是经由内视镜检视，关键在于医师、检验师的专业与用心程度，这样才可能看出细微的变化，进而分辨出变化所代表的意义。而且，筛检不是做一次就了事，一般建议四五十岁以后开始定期筛检，譬如乳癌、前列腺癌筛检要每年做，至于大肠镜检查,如果没有息肉,则可隔三五年再做,有息肉则要每年追踪……

重点是,不论是哪一种癌症,早期的病变,变化都很细微,往往需要比较前后的影像才看得出来。所以,做筛检时,最保险的办法是先用心选择一个可信赖的机构,然后固定在同一个机构做检查。

前一阵子,我们发现几位乳癌第二期病人,都曾经在我们医院做过筛检,但都已是三四年前的事了。其中有几位只做过那么一次筛检,以后就没有再做检查;有几位则是每年换不同的地方检查。我深信她们如果固定每年在同一个机构检查,应该可能更早发现病变,那么治愈的机会就会在95%以上,到了第二期,治愈的几率就降低了约20%,让人感到非常遗憾。

谁说新政府的效率太差

——有需要设"质子治疗中心"吗？

近日有机会拜读了由政府带动将斥资新台币数百亿元，设立《新竹生医园区计划构想》的简介，以及其进度说明，我才发现这个决策的效率异常惊人，于 2001 年 2 月 14 日提议，经过三次"部会"的说明与协商会议后，在 3 月 15 日就已经达成下面五点共识：

一、由政府编列预算取得所需土地，其价值转作股权。二、由台大筹设一所医学中心型的综合医院及癌症、质子治疗中心与配合设施。三、邀集其他有意愿之学研机构投资设立生技研发设施。四、生技产业界集资建构产学合作研发实验室，进行合作研究开发。五、请台大进行规划工作，提出财务规划及未来营运计划。这样的决策速度令人惊叹！不免令人质疑这样的决策质量具公信力吗？这样的决策会成功吗？

先撇开全员健保面临财务危机，病床数过剩（台湾地区病床数与人口比约为美国两倍），在缺乏淘汰机制的现状下，继续增设医院将导致健保财务雪上加霜，且呈现"经建会"与"卫生署"之间决策的矛盾不谈，由于这个计划包括质子治疗中心，我想起 1995 年 5 月 12 日载于著名《科学》杂志上，一篇讨论日本重离子加速器争议的文章。

因为一个国家或地区的十年抗癌计划,理应经过癌症各领域的专家参与,集思广益,再与行政部门共同决定一个大方向,进而决定发展次序的先后,并做好协调后,方可按部就班地去执行。然而,日本的重离子加速器计划却没有经过这样的决策程序,等于根据一个人的意见,日本科技决策部门就动支全台湾十年抗癌经费的三分之一去设置重离子加速仪器,因而引起争议。

不要说不同领域的癌症专家对这样专断的决策感到遗憾,就连同在放射治疗领域的专家都质疑它存在的价值。在七年后的今天,我们在文献上还看不出来重离子治疗对于癌症医疗的特殊贡献。

质子治疗用途有限

在那时候,台湾也有是否应设置质子治疗中心的热烈讨论,所以,我曾在报上提出我对质子治疗的意见及不赞成的理由,谨在此再度说明。

质子治疗的观念始于 1940 年代,美国加州大学自 1954 年,哈佛大学自 1961 年起,开始其医学应用研究。至 1995 年,全世界共有十六座质子治疗设备,治疗了约一万七千个不同肿瘤的病人。法国于 1991 年建立两座,1995 年法国政府曾对质子治疗与传统光子放射线治疗,依其局部控制率、存活率及副作用发生率,评估疗效及经济效益。结论是:质子放射线的物理特性,对于颅底肿瘤及眼底黑色素瘤的治疗确实占优势,但是,对于其他肿瘤的治疗则不比传统光子放射线治疗更优越。但质子治疗在设备与人力的投资,为传统放射线治疗的十四至二十倍,不符合经济效益,因此法国政府并不推荐以质子治疗使用于上述肿瘤以外的治疗。

同样地,美国国家癌症指导委员会亦推荐美国政府,目前只支持哈佛大学一部设备继续做基础及临床治疗研究之用。加州大学的设备已经停用,指导委员会亦不建议于全美各地普遍设置质子设备。事实上,质子治疗特性在于其能集中能量于极微小的肿瘤,当肿瘤侵犯范围愈大,其功能的优越性相对愈少,而失去其应用价值。因此美国经四十多年研究后,仍未扩大其治疗用途,必然有其科学的原理根据。

为何美国病人不抗议?

值得台湾地区的人们深入探讨的是,美国的人口约为台湾地区的十一倍,据统计,其癌症发生率约为台湾地区的两倍,表示美国癌症病人人数约为台湾地区的二十二倍以上,美国又是全球最富裕、医学最先进、最肯花钱、医学信息最普及、消费者意识最高涨的国家,为什么当国家癌症指导委员会做出这样的推荐时,并没有引起美国放射肿瘤医学会的反弹及癌症病人的抗议呢? 由此可见,目前质子治疗虽有继续研究的价值,但因其功能特殊、价钱昂贵,如今在癌症治疗的地位仍仅限于罕见的肿瘤,需求极为有限,全美甚至只有一部就可满足全台湾的医疗需求。

至于美国加州罗马琳达医学中心的质子治疗设备属私人投资性质,因此不在美国国家医疗政策规范内;然因美国医界同侪监督较为严格,适用范围不能随意扩大,因此从罗马琳达医学中心过去多年来派人至亚洲各地招揽生意的情况可以想见,美国医界并不随便推荐病人接受质子治疗,美国病人也不会对昂贵仪器趋之若鹜。

事实上,大约在1996年初,美国有一家推销质子治疗仪器的公司Proton Therapy Corporation of America, Inc.规划了一个很迷人的商业模式。这家公司计划与全美国分布各地的十家著名癌症中心合作,免费为各癌症中心装置质子治疗仪器,医院也不必负担操作与维护费用,而且每治疗一个病人,医院就可抽成。这么“好康”的交易,自然引起各癌症中心广泛的讨论,但这事被炒作了一段时间后,到今天(2002年)我们还没看到任何美国的癌症中心有设置质子中心的计划,想必有其道理吧!

同时,在这六七年间,借着“三度空间直线加速器”功能的强化、计算机软件的发展,如强度调控放射线治疗(IMRT),愈来愈多较质子治疗更具经济效益的治疗法被开发出来后,质子治疗的特殊地位,相对地,就愈来愈显得不重要了。况且,必须用质子加速器的精准特性来治疗的癌症病人数目极少,由健保付费将这极少数病人转介至国外治疗反而更为经济又合理。

任何政府决策的优劣决定于它是否把钱用在刀口上。《新竹生医园区计划构想》简介中说:"癌症中心设国际级的质子治疗中心……此设备也是亚洲首屈一指的,它将成为东南亚华人慕访的医疗院所。"令人不禁想问,这所谓的国际级的定义是"阔气"吗?表示人口只有美国十一分之一,人均 GDP 也不到美国二分之一的台湾地区,和美国一样拥有一部质子治疗仪器,要东南亚华人来钦羡台湾地区人们的花钱本事吗?

如果我们谈的是国际级的医疗水平的话,我们就要问,世界最著名的史隆凯特琳及安德逊癌症中心拥有质子治疗仪器吗?事实上,他们的竞争优势是人才和作业质量,而不是硬件。就如一个资质平庸的音乐家,拥有一架施坦威钢琴并不能成为霍洛维茨;或拥有一支斯特拉迪瓦里小提琴也不能成为海菲兹一样。

医学教育 VS.硬件投资

最近读到中文版《哈佛商业评论》(*HBR*)十月号《我的专属医疗系统》(*Realizing the Promise of Personalized Medicine*)一文,非常认同其论述,也深信医疗观念及作业的革新、药厂商业模式与保险制度的改变,已是不可抵挡的趋势,只是迟早的问题而已。

这篇文章也触动我对癌症医疗的一些看法。自从郭台铭先生宣布捐赠一百五十亿元给台大,其中一百亿将用于设立一所拥有质子治疗仪器的癌症中心以后,不少关心和信医院的人就问我,台大这么一个超级大的投资,对于和信治癌中心医院会不会造成威胁?其实,我非常乐意看到台湾企业界积极投入公益活动。因为,台大医学院及医院是台湾医疗人才最重要的孕育场所,所以,郭先生把钱捐给医学龙头是一个正确的决定。但是,我认为郭先生把这笔钱全部花在癌症中心的硬件建设及质子设备,并不是个明智的抉择。

郭先生是一位精明的企业家,他强调要在这个采购发包过程追求把一块钱当两块钱用的绩效,无可厚非。然而,如果他的目的是要提升台湾癌症的治愈率,则是把钱花错地方了!同样是企业家捐献学界,我倒很佩服香港的李嘉诚先生捐赠美国斯坦福大学医学院一座先进的临床医学教育大楼,建置一个模拟的医院供医学生临床训练之用! 这样的设施将大幅提升临床医学教育的效益,可谓创新之举。

投资教育比投资硬件更重要

个人认为,当今台湾医疗领域最需要的是临床教育的投资,所以,台大医学院与医院本身才是最需要投资的地方;而投资的第一优先是师资,包括质与量两方面。相较于美国的大学与医学院,我们的师生比例都瞠乎其后。

以医学院为例,美国好的医学院大约是四至五位教师(主治医师)对一位医学生,台大则大约是一位教师(主治医师)对四位医学生。美国医学院因为有众多优秀的师资,不但能全心投入教学,还可用心于课程的设计,也能提供优秀的临床教育训练,因而教育出优秀医疗人才的成功率较高。相形之下,我们在医学教育方面的投资太少,其情况只能以因陋就简、捉襟见肘形容之。

由于医学教育不健全,医疗人才的质量明显在起跑点上就处于劣势。如果大家不愿意诚实面对我们医疗界优秀人才严重短缺的弱点,而不能在基础建设方面下工夫,只想以速成的方式用硬件及设备撑门面，我担心往后台湾与医学先进地区的差距只会愈来愈大，以致永远无法赶上。

任何有影响力的创新或突破都是植基于扎实的基础上。我认为郭先生这笔钱假如能全数用在台大医学院与医院的教育革新工程上，台湾才有机会培育出下一代优秀的医疗人才，进而带动台湾医疗水平的提升。

站在关心台湾社会的一分子的立场，我觉得没有把这么可观的一笔钱用在能够造成最大正面影响的地方，实在太可惜了！我所忧虑的并不是台大拥有一座五百病床、有质子设备的癌症中心，会对和信治癌中心医院造成多大的冲击。因为我从来不相信质子治疗会在癌症医疗上扮演什么重要的角色。

和信在十八年前设立之初，就以全方位的整合癌症医疗资源为核心事务，在此基础上，以基因医学研究以及个人化癌症医疗作为发展的目标，期许我们能在这方面有所贡献。

选对方向踏实前行

HBR 这篇文章印证了和信所选择的努力方向是对的。我们从一开始就努力建立多科整合、团队医疗的照护模式，提供以病人为中心的癌症医疗。依循此方向，我们逐步成立肿瘤库与临床研究室，搜集与病人病史链接的肿瘤组织。至2001年已累积了十多年的组织样本，正好基因学与芯片技术也逐

渐成熟,顺理成章进入基因学的基础研究,并于2003年成立基础研究室。前后经过七年默默埋首苦干,目前已有多项令人振奋的发现,未来可以继续发展为基因诊断的工具,引导个人化的治疗,或者作为研发标靶药物的基础。

为什么设置更多的病床与购买质子设备并不是我们的发展策略呢?因为我们预期随着诊断技术、治疗技术与药物的进步,未来癌症的诊断会愈来愈早期,治疗也会愈来愈轻松,而不会带给病人很多的痛苦与副作用。相对地病人住院的需求也会愈来愈少。

事实上,目前的科学研究尚未证实,质子治疗真的有较优越的治疗效果。① 根据今年(2007年3月)在国际最权威的《癌症临床医疗杂志》(*Journal of Clinical Oncology*)两篇探讨质子与重离子设备的临床应用论文,第一篇作者在前言说,投资质子设备于临床应用,不应一厢情愿,而必须以实证医学的客观证据来引导决定。此两篇论文回顾所有有关质子、重离子治疗的文献,比较质子、重离子治疗与直线加速器在不同癌症的治疗效果,发现到目前为止,质子治疗与直线加速器治疗

---

① 虽然,实证医学尚未证明质子治疗的优势,但过去十几年来,在国际上,质子治疗仪器确实有增加的趋势,因而引起放射肿瘤学界的关注。美国放射肿瘤医学会(American Society for Radiation Oncology)在2012年3月报道,根据过去数十年质子治疗结果的分析发现,质子治疗并没有被证明比强度调控直线加速器的治疗效果更好。所以,除非是参与临床试验,该学会并不建议将质子治疗使用于肺癌、头颈癌、消化系统癌及中枢神经系统癌等的治疗。而国际权威杂志《美国医学会期刊》(*Journal of American Medical Association*,*JAMA*)于2012年4月18日发表的一篇研究论文,以案例最多的早期前列腺癌,比较质子治疗与强度调控直线加速器治疗的效益。结果,发现虽然两者的治疗成效相当。但是,前者所产生肠道方面的后遗症反而比后者为多。

结果相当，甚至连最初被认为适用质子治疗方式的颅底肿瘤及眼底黑色素瘤，都因为强度调控直线加速器的进步而失去优势，而质子治疗仪器的价格又高出直线加速器数倍。

作者还说，在科学上尚未证实质子、重离子治疗的好处以前，一窝蜂去增置昂贵的质子设备，不但无助于未来放射线医疗的发展，也不能造福癌症病人。

总而言之，癌症医疗需要多科整合才能发挥功效。放射线治疗只不过是局部性癌症治疗的一环，光拥有优秀的放射线治疗仪器，并无法提升癌症治愈率。早期正确诊断、选择适当的治疗方法，以及在整个治疗过程中对病人身心灵的细心照料与看护，才是提升癌症治愈率的关键。不知郭先生做决策时，是否有人提供这些信息？

在台湾，癌症医疗的问题不是缺少最新颖的仪器，而是医学教育不健全、医师专业知识不足，以及病人的看护不周。所以，我认为投资于医学教育的改善，帮助医事专业人才练好基本功与工作纪律，才是提升台湾医疗水平的根本之道。

第六部

别用医疗拼经济

是不自量力，不是图利

在这次竹北生医园区的争议中，我会出来说话的理由是，我一向关心台湾的医疗政策。在2002年因为质疑竹北生医园区计划的构思、评估与决策过程的正当性，我比苏益仁教授还早两年就公开投书表示过反对意见。当时错误的健保政策已经对台湾医疗造成巨大的负面冲击，医疗形态扭曲，医疗风气败坏，医疗质量沉沦，所以，我实在不愿意再看到另一个错误政策更严重地破坏了台湾医疗发展的优先次序。

资源的错置不但无法提升台湾的医疗水平，反会变成阻碍进步的绊脚石。为此，我曾探听为什么这么一个重大的政策，医疗界在事前不曾广泛咨询，我所得到的答案是，台大的企图心很强。我更用过心上书有关主管部门，希望政府能停下脚步，重新审慎评估其可行性，却没有见到任何反应。

据我所知，在此计划中，殷琪董事长、李远哲院长并没有参与最初的决策过程，然而，经过几天媒体把它当弊案炒作，我很担心这个争议中最重要的焦点被模糊了。

医疗政策考虑的不该是商机

多年来,台湾医疗建设从预算达三百亿的竹北生医园区,以至于花费上千万的桃园"署立医院"国际医疗中心等大小计划的决策,都很难让我用常识去理解这些计划的构思、评估及决策过程是怎么发生的。

个人认为,每一个医疗政策的决定,第一个应该思考的是它将对台湾整体医疗体系造成什么样的影响,而不是一味地考虑商机!其实当竹北生医园区计划定案时,台湾地区健保已出现财务问题,医院的病床数与人口比已接近美国的两倍,而且根据"卫生署"自己的估算,每增加一个病床,健保每年就会增加两百五十万元台币的支出。台湾除了医院与生医研究机构的数量已经和大学一样浮滥以外,还有不少大而无当的生技园区的开发。地区官员、民意代表可曾想过,在台湾医疗人才的质与量都还距离世界一流有很大差距的今天,光是拥有巨大的园区、宏伟的硬件,就有竞争力了吗?

个人敢断言,这种不健康的发展,未来不但不易变成商机,还可能成为政府的财务黑洞。更何况,在距离竹北不远的竹南早已有"台湾卫生研究院"规模庞大院区的规划,而这些年来,"台湾卫院"在人才的招募上一直困难重重,决策者难道都不检讨吗?

　　李家同教授在前日《怪哉生医园区，如此浪费民脂》一文中说得再好不过。他说："政府好大喜功，民代和学术界不仅不会基于良心而反对，反而会为私利都乐于配合。"我还想加一句："政府更不会嫌多，反而积极争取。"难怪台湾会有那么多让人无可奈何的焚化炉、机场、港口、文化馆……这种民脂民膏的浪费，怎不令人痛心。

　　虽然，竹北计划头已经洗下去了，至今已投资将近百亿，但我仍然认为政府此时此刻必须拿出悬崖勒马的勇气与魄力，立刻中止该计划。千万不要为了消化预算，满足执政进度而换另一个形式去执行。我诚挚地期望"台湾科会"能够检讨此计划的提案与决策过程，并以此为鉴，避免一再重蹈覆辙。"经建会"与"台湾科会"更应该重新宏观地思考要提升台湾的医疗水平，其第一优先的步骤应是什么？主管部门更要建立合理又透明的计划审核制度，善用有限的资源，为台湾医疗的进步创造最大的价值。

马英九先生医疗政策本末倒置

美国总统奥巴马要投入八千亿美元拯救经济,其中包括教育与健保改革。尽管有些人认为他应该先把经济问题解决了,再兑现健保改革的竞选政见。然而,不断增长的健保支出,早已是美国国家财务的重担,唯有大破大立彻底改革健保的支付制度,把诱因放在对的地方,鼓励医界把病人照顾好,而不是提供更多更昂贵的治疗,才能把钱花在刀口上,同时遏制健保支出的持续成长。

因此,奥巴马认为健保改革是从根本上去拯救美国经济的措施之一。奥巴马这样的远见与魄力,深深令我折服。反观台湾,马英九先生上台将近一年,对于台湾千疮百孔的健保制度似乎没有什么定见,因此发言不多。

先关心台湾人健康

不意,4月6日打开《中国时报》,突然看到"年产值一百八十亿,马英九推广国际医疗"的标题。内文说,马英九先生指出:

"三年内将在台湾的三十家医院成立医疗国际中心,推广国际医疗,让世界各地的潜在病人到台湾就医。"令我一时间悲从中来。

贵为领导,马先生要照顾的是全体台湾人民的健康。他最应该关心的是:目前的全员健保是不是满足了病人真正的需求?进而,深入去了解:台湾两三分钟的门诊,医院护理、药事、麻醉人力的严重短缺,危急病人变人球,医疗纠纷日增等问题,到底对病人造成了什么样的影响?这样的医疗果真合乎世界水平吗?

其实,答案就在同一天妇运工作者陈怡君投书《苹果日报》内文所说:"为了节省时间,台湾的医院习惯于安排数个病人在妇产科诊间内等候,女人得在好几个陌生人前,述说自己分泌物的气味与颜色、月经周期的不顺,甚至包括性生活与性伴侣细节……每回妇科就诊,我都假装自己没有耳朵,对不同女人的性史、身体史充耳不闻,又要说服自己身体隐私无关痛痒……台湾女人的妇科人权,依然停在第三世界。"

在全员健保千疮百孔,亟待政府挹注更多资源来加强医学教育,大力推动健保制度的改革以提升当下的医疗质量,马英九先生却置台湾人民的健康于不顾,而要成立三十家医疗国际中心服务外人,岂不是本末倒置?在当前问题重重的医疗体系下,花钱招揽外人来台就医难道不会把家丑外扬,贻笑大方吗?难免令人质疑马英九先生对施政优先次序的判断能力。

我想问问台湾民众,到底是照顾全部民众的健康重要,还是做不一定赚得到的一百八十亿台币的生意重要?马英九先生应该听到台湾人民的声音!

好好地从根本做起吧！

　　由4月10日"台湾科会"国际医疗产业研究计划总主持人许世明教授投书贵报的文章，我们看到，作为相关研究的主持人，许教授对于马英九先生这个推动国际医疗产业、"卫生署"要协助全台三十家医院成立医疗国际中心的宣示，很有意见。难免令人质疑，既然"台湾科会"有这么一个研究计划，怎么总主持人与马英九先生好像左脑不通右脑，各说各话呢？

　　以事论事，显然，作为研究计划的主持人，许教授多少是做了功课，我赞同许教授文中所分析他国发展国际医疗产业的心得与策略思维。他说，"泰国知名国际医院，百余位医师都有美国医师执照"，"成功的国际医疗产业需具备国际品牌、为'寡占型'民间企业"，"全世界国际医疗产业的发展绝无以国营公立医院或者以财团法人健保医院来做的"，都一针见血地点出马英九先生国际医疗产业计划的荒谬。尤其是执行全员健保的台湾，政府既然以社会主义的观念，把照护全部民众的健康当作政府的职责，怎么会在健保面临危机的当儿，枉顾全部民众的生命权，而去为少数财团创造商机呢？

还要增加更多蚊子馆吗？

从这个计划我们不难看到，决策部门或官僚从来不必为他们所做的决策负责，更不能从错误中学到教训。想想台湾地区的大学密度是全球第一，医学中心的密度也不遑多让，台湾地区病床数与人口比是美国的两倍，器官移植医院有三十多家，癌症中心近三十家，现在又要设立三十家国际医疗中心，这和台湾有太多科学园区、机场、码头、文化中心、停车场、焚化炉等，最后沦为蚊子馆的问题根源是一样的。不都是地方势力、地方官员以及民代互相牟利，与上级政府的姑息链接而成的共犯结构所造成的吗？

政府先是不负责任地通过超量的大学、医院的设立，导致教育质量与医疗质量的降低，却不能虚心检讨，用心规划补救措施，进行改革。反而异想天开，试图到国外招揽大学生、病人来填补过剩的大学名额与医院病床。世界上果真有这么多冤大头自愿上钩为台湾创造商机吗？

虽然许教授点出了马英九先生与"卫生署"的盲点，许教授也有不切实际的想法。因为在硬件方面，固然我们可以花政府经费请国际级大师建设像鸟巢、水立方一样堂皇美观的生医园区，但是，人才才是任何成功事业最重要的元素。台湾医疗人才一直缺乏，海外人才也早已断层，十年树木，百年树人,即便今天建设了最先进的生医园区,人才将从哪里来? 而且,科技的发展日新月异,在我们等待优秀的医疗人才到位时,生医园区的硬件建设不就已经过时、落伍了吗?

记得二十年前初回台湾时,有个机会向政府建言,我很认真地提出建议书,申言台湾应该有个医疗临床与基础研究人才培育的十年计划,建议由政府提供奖学金,陆续送一百位有心投入临床工作及基础研究的青年学子至国外接受十年的培训,成为可以独当一面的专家,回台后提供给他们适当的舞台,才是发展台湾生技产业之道。如果当初做了,今天也许就可以与许教授的计划顺理成章地衔接起来。但是,我们并没有在人才培育这方面做好准备。

让我们还是不要好高骛远,好好从根本做起吧! 就如松下幸之助所说,要改造日本需要四百年,但总要有人开始做。

"卫生署"不务正业

管理大师彼得·德鲁克（Peter Drucker）在《非营利事业的经营》一书中说，医疗、教育、宗教、社服等工作不同于其他行业，其终极目标是改变生命，而不是追求利润。看非营利事业的营运报表时，应该看它改变了多少生命，而不是算计利润有多少。

因此看到马英九先生带头推动"医疗法"松绑、医院公司化的举动，令人错愕。所以，"立法委员"黄淑英及"督保盟"（民间监督健保联盟）发言人滕西华于上星期五下午，在"立法院"举行了公听会。与会者除了关心台湾医学教育与医疗质量的学者、专家，以及维护人民权益的民间团体代表外，最具代表性的是台湾医师公会全台联合会代表。在场的发言皆反对修改医疗法以及设立国际医疗专区。

会中只有"卫生署"石崇良处长与私立医疗院所协会吴明彦秘书长代表支持修法、设立国际医疗专区。他们说，新加坡、泰国、印度等国家的国际医疗产值可观，值得我们效法，却一字不提这个政策对台湾社会可能造成的负面影响。至于推行国际医疗为什么有必要修法、设立专区，也说不出个所以然。

台湾没有开放国际医疗的条件

　　这方面,其实前"卫生署长"叶金川已经在他的博客说,台湾地区不能与新加坡、泰国、印度相提并论,台湾缺乏语言、地理优势,所以,要招揽欧、美、中东人来就医根本没有竞争力。然因大陆目前医疗体系还不健全,所以只要 0.1% 大陆人来台就医,则是不小的市场,只要方便他们签证、居留就好了,没有修法、设专区的必要。

　　更何况,根据最近的报道,印度已经发现在光鲜亮丽的商机下,整个社会其实付出了可观的有形、无形的代价。当初开放国际医疗时,印度政府期待提供国际医疗的医院以它部分的利润回馈照顾贫民,结果,受益的贫民数目极少。最讽刺的是,当这些外国病人被高贵的轿车送往五星级的国际医院时,总是把这些蹲在路旁贫病交加的印度人溅了一身泥水。我要在此恳请马英九先生在亲自推动国际医疗之前,不要偏听,最好有更周全完备的信息。

　　个人倒是认为"卫生署"不务正业。作为台湾医疗体系的最高主管单位,近三十年来把关不力,纵容台湾医院在非营利组织的架构下追求利润,造成医院的经营一切向钱看,严重扭曲了医疗价值观。长久以来,"卫生署"对于一线医护人员的申诉,与民间团体的举报装聋作哑,置之不理。直到前"署长"

杨志良下任前才揭发一些医疗院所的不当作为，以及"卫生署"直接管辖的"署立医院""烂到根"的事实。

上星期医改会指出台湾的医学中心沦为"血汗工厂"后，前"署长"杨志良终于投书媒体道出真相，他说这些医院"一再精简人力，广泛使用约聘雇，不用正职人力，而将结余用于扩建医院、并购及军备竞赛……医院协会竟然要求降低医院评鉴人力设置标准，个人多次严词批评，认为匪夷所思"。

显见，医界乱象百出，严重影响到病人就医的权利以及医护人员执业环境的质量，可是"卫生署"却自我感觉良好，不赶紧推动健保制度的改革，改善医护人员的执业环境，扭转医界内、外、小儿、妇、急诊等"五大皆空"的窘境，以保障人民生命的安全，还以这些把医疗当生意做、破坏台湾医疗体系的财团的利益为其工作的第一优先，卖力推动医疗法松绑、医院公司化，这怎不令人以最沉重的心情再叹：匪夷所思。

第七部

我的阅读心得

倡读一流书，造就一流人

　　小时候，我是个比较内向、不爱热闹的孩子，因此，除了上学的时间外，我喜欢窝在家里。做完学校的功课后，无聊时，就在父亲的书柜旁打发时间，翻看父亲的藏书，这些书有经济的、有农业的、有宗教的、有历史的、有古文的、有英文的、有日文的，甚至也有法文的。当时，其实大多看不懂，但是，却引起了我对"书"的好奇。

　　上了中学，我就经常在放学后流连于衡阳路和重庆南路的书店里，寻找自己能理解、能引我入胜的书。在那个封闭的时代，对于一个生活在温室里，毫无人生经验的我而言，书籍为我打开了一个通往家与学校以外的大千世界之门。一直到大学时代，简单的饮食就满足了我生理的需求，相对地，书籍则是我相当奢侈的精神食粮。买书、看书就是我的休闲、我的嗜好。

　　医学院毕业，服完兵役后，我就决心去探索从书中认识而一心向往的世界。到了新世界以后，最令我醉心的是，美国大学校园的学术氛围，以及图书馆的藏书。更切身地，在一个完全陌生的境地，为了要了解异国的人情世故、风俗习惯，以适应周遭的事物，我不得不加紧阅读有关美国社会、人文的书籍。结果，我发现阅读不但加强了我的语言能力，也增进了我的人际关系。我对病人需求的正确掌握，与同事沟通的畅通无误，让我很快地融入了我的工作环境，对我的执业质量大有帮助。因而，得到同事和上司的信赖，不但使我学习效率提高，日子也过得很愉快。这种良性循环的起始，到头来，都得归功于"书"。

音乐与阅读是我快乐的泉源

阅读不但满足了我的好奇心，带给我实时的快乐，丰富了我的知识，拓广了我的视野，还有更多影响我深远的副产品。譬如，我一直觉得我在美国的工作生涯中不曾遭遇种族歧视，就是因为少了沟通的障碍。

在我的记忆里，自从我懂事以后，这五十年来，聆听音乐与阅读一直是我快乐的泉源，也是我心灵的滋养。我深信读书是塑造我的人格，帮助我成熟的主要元素。我记得在1970年间，当我在杜克大学获得教职后，医学院图书馆不必说，连其他任何科系的图书馆我都可以无限期地借书，所以在大约两年的时间里，我有系统地将音乐系图书馆内与小提琴有关的音乐史、音乐家以及叙述小提琴构造的书全部都读过，还将我的疑问就教于音乐系的小提琴教授。我岳母看我读得那么着迷，曾开我玩笑说，既然已经读了那么多书，要写篇论文应该不困难,不妨修点课,拿个音乐系的学位! 只是学位不过是一张纸,而我从阅读与讨论中所获得的乐趣,可是无穷的。

我想这五十年的阅读经验,可以归纳为三个阶段。在我离开台湾以前,"书"让我有如刘姥姥进大观园的感觉,书的种类之多让我不禁为知识的浩瀚无涯而惊叹。"书"不但开了我阅读的胃口,引起我对"书"的世界的强烈好奇心,更让我感到无知而渺小。

初到美国时,是我工作生涯的开始。为了增进我在异国的适应力,我开始阅读有关美国的思想、政治、教育理念与历史的书,一直到今天我还深深地被华盛顿、杰斐逊、富兰克林、麦迪逊等美国开国元老的学识、智慧与远见所折服。美国建国初期,由于这些群英会集,因此为美国奠定了相当健全的政治、法律以及教育的体制基础,这让我深感美国真是一个幸运的国家。

刺激思考

这样的阅读,刺激我不断地思考,为何我成长的背景与美国有那么大的差异。有了自己的看法后,为了要印证我的思维逻辑及分析判断是否正确,我就去阅读更多文化、政治、思想的评论。就在这样持续的阅读、消化、比对、印证的过程中,我的逻辑思考与是非判断的能力提升了。在这样的脑力锻炼中,我不但乐在其中,事实上,更重要的是,它帮助我在为人处世方面有长足的成长,也更旺盛了我读书的动机。

在我进入中年以后,我深深领悟到这些阅读的日积月累,储备了我宽广的背景知识。在我日常生活与工作中,我经常借着这些背景知识来面对问题,解决问题。当遭遇到困难时,就从更多的阅读中去寻求出路。在处理事情时,不少心中的疑惑与不安也可以从进一步的阅读中获得解脱。年事渐长,我发现自己不但事情看得开,更不畏惧面对困境。这一路走来,痛苦虽然难免,但是,爬过另一个山峰,去克服困难度更高的挑战,却常带来更深一层的满足感,就这么养成了我积极乐观的人生观。

离开台湾约四分之一个世纪后,我在1989年底回到台湾,那时,台湾正处于股市沸腾、一片繁华的年代。台湾人沉醉于物质的消费与享受中。对于长年生活在朴实大学城的我而言,真有点适应不良。然而,在一片错愕中令我感到惊喜的是,在台北不少名牌店的聚落中,发现了诚品书店。这十二年来,除了家、医院、中正机场外,诚品书店就成为我最常涉足的场所。

记得在1980年代,龙应台女士在《野火集》中,批评当时的大学生,"缺乏独立自主的个性,盲目地服从权威,更严重地,他们没有——完全没有——独立思考的能力"。她又说,"令我忧心不已的是,这些'不敢''泪眼汪汪''没有意见''不知道'的大学生,出了学校之后,会成为什么样的公民? 什么样的社会中坚? 他能明辨是非吗? 他敢'生气'吗?"在那个威权的时代,读者赞美龙应台女士"不怕得罪人,'敢说话'"。

缺乏理性辩论的能力

在将近二十年后的今天，我们乐见台湾政治的民主化、政党轮替以及教育改革的启动，这对于任何一个社会而言，都是很大的进步。但是，形式的、架构的改变容易，内涵的、思想的改变困难。如今，在台湾，不但什么话都可以公开地讲，甚至连毫无根据的话也能讲。我们更发现，不少所谓的社会中坚、高知识分子，都无法在各种议题上做理性的辩论，总是各说各话，是非不明，本末不分，令人时有有理说不清的无奈。龙应台女士当年的忧心，就在现今台湾的社会现象中，表露无遗。

洪兰教授在她不久前出版的《讲理就好》一书中说："背景知识提供我们鹰架，让后来的知识往上爬，进入它应该放置的位置。这也是为什么我们学习不是连续性的曲线，而是学习到某一程度豁然贯通，使自己提升到另一个境界，也就是心理学所谓的顿悟——把所有知识都放入恰当的背景架构中时，一幅完整的图像才会浮出，我们才会恍然大悟，原来先前这些知识的关系是这样的，原来这个主题真正的意义在这里。于是这个主题知识便被内化成为你所了解的东西，可以经你自己的口，说出来给别人听了。"我深深地认同她所说："目前我们社会上充满盲从、人云亦云的现象，最基本的原因就是我们民众的知识不够，不足以作有智慧的判断，这点是目前大力推动阅读的最重要原因。要使台湾成为现代化、开明的科技岛，民众的基本常识一定要提高，而阅读便是提升这个能力最简便，最快捷的方式。"

根本之计

确实，欲提升台湾的竞争力，彻底改革教育制度是根本之计。然而，在这同时也要积极提倡读一流书，造就一流人，才可能营造一个一流的社会。近年来，我觉得台湾的出版业非常发达，而且所出版书籍的质量也很高。这十二年来，借着阅读这类书籍，我除了重新认识中国历代的思想家外，也见识了许多一直在台湾播种、耕耘，创造了台湾奇迹，造就今日台湾的功臣，而深深地被这些典范的人格特质所感动，他们的精神和事迹成为激励我向前奋进的最佳指引。总而言之，阅读是使我不落伍、不气馁的方法。

但是，在这个社会里，我们也面对一个吊诡的现象，我们常会发现愈是人格不够成熟，需要多读书、多学习的人，反而缺乏自省能力，并且，一点也不谦卑。奈何，不少这样的人却在政府行政、立法、教育、医疗等机构的重要岗位上，一再地做出影响许多个人，甚至影响整个社会的错误决定。如何引导这些其所言所行关系着社会进步与台湾前途的人，去拓展他们的视野，增进他们的智慧，是目前台湾最迫切的问题与最艰巨的挑战。

百年新人物傅斯年

傅斯年先生字孟真，于 1949 年至 1950 年间担任台湾大学校长。而我是在 1957 年至 1964 年就读于台湾大学医学院，所以，我无缘亲炙大师的教导与风采。不过，在我大学期间以及毕业后赴美，有机会读到五四人物的事迹，也曾与台大学长或老师谈起和傅校长的交往见闻轶事，他的一言一行都很令我感动。年事渐长后，对照自己的生命历程，很难想象他英年早逝，却有那么饱满的学识，那么丰硕的成就，更加深了我对于傅校长的仰慕之情。

近日再度展读傅校长在台大任内所写的文字以及他的言行，深深令我心折，字字句句至今仍然闪烁着智慧之光。在我的心中，他是一个百年新人物。

傅斯年先生是我极为心仪的民国人物之一。我写傅先生的理由有六：他是一位追求真理、勤勉用功的理想主义者；他是一位勇于开创、擅长擘画的利他主义者；他是一位热情洋溢、勇于任事的实践家；他是一位不畏强权、义无反顾的铮铮汉子；他是一位热爱学生、扶持后进、改革社会的教育家；他是一位一介不取、廉洁清高的亮节之士。此外,他又是一位热爱乡土、热爱国家的人,他在乱世中,时时以国家兴亡安危为念,更使他为国人所敬重。

首先,我们谈傅斯年先生的追求真理

傅先生十一岁时,他的祖父陪他在家读书,那一年就读完十三经,奠定良好的国学基础。他十八岁进北京大学预科,二十一岁(1916 年)就读北京大学本科国文系,与同学罗家伦、毛准等二十人共同创立新潮社(1918 年)。才华在北大早为师长所发现:

> 胡适之先生常常是很谦虚地说,他初进北大做教授的时候,常常提心吊胆,加倍用功,因为他发现许多学生的学问比他强。这就是指傅孟真、毛子水、顾颉刚等两三人说的。(罗家伦)

傅先生对中国的古史研究有丰硕的成果,不只是在古书里找材料,还亲自参与殷墟的考古工作,投身于最没有"实用价值"的领域,可见其为学问而学问的精神。反观今日,大学往往以"应用"、以"科技"吸引学生,台湾政策也以产业挂帅。长久以来,不但文史哲艺术科系被社会及家长视为冷门;数学、物理、化学基础科学也不被鼓励，可见价值观往错误方向推移。

傅先生不只追求学问，而且追求真理。接近真理的第一步，就是了解自己、认识自己。1919 年，傅先生二十四岁，赴英国留学。坐船舶赴英国途中所写的文章草稿里，他说：

> 我这次往欧洲去，奢望甚多，一句话说，澄清思想中的纠缠，炼成一个可以自己信赖过的我。（傅斯年）

傅先生过人之处在于懂得做学问必须讲求方法的重要，他攻读历史，还学习科学。

> 那时候大家对自然科学非常倾倒，除了想从自然科学里面得到所谓的可靠的知识之外，而且想从自然科学里面得到科学方法的训练，认为这种训练在某种学科以内固然可以应用，就是换了方向而来治另外一套学问，也还可以应用。（罗家伦）

的确，傅先生学习自然科学，与他的文史本行，在精神上是互相启发的。他曾自言"统计的观点，尤可节约我的文人习气，少排荡于两极端"。在进入柏林大学哲学院进修后，接触统计学、或然率，专研实验心理学和量子力学之后，更一扫中国知识分子最被人诟病的迂腐之气，鸿鹄之志再也捆绑不住了。

留欧期间，德国史学界的兰克学派对傅先生的影响是巨大的。兰克（Leopolde von Ranke, 1795—1886）认为，史学家的任务是据事直书。要想做到这一点，就必须首先对史料进行批判检验，而考据史料当然必须精通史料的语文。因此，傅先生回国后主持的中央研究院历史语言研究所，将"语言"与"历史"并列，可见兰克的精神深深影响了傅先生的治学态度。

除了历史本行，傅先生对于文学、哲学也广为涉猎。对于萧伯纳的戏剧，几乎全都看过。他还帮助英国文学家韦尔斯（H.G.Wells）撰写《世界通史》（*The Outline of History*）中有关中国中古史的部分。可见他的英文造诣，以及他对中国史的评述，已达世界级的高度。

次谈傅先生的勇于开创、擅长擘画

胡适之先生曾说："孟真是人间最稀有的天才。他的记忆力最强，理解力也最强。他能做最细密的绣花针工夫，他又有最大胆的大刀阔斧的本事。"傅先生担任台湾大学校长不到两年，他为台大的贡献不在一些旁枝末节上，而在于大学精神的开创，以及强调大学的教育责任上。

傅校长以追求真理作为大学的至高精神。而更令人敬仰的是，作为一位教育家，他特别提出"我们接过来办这个大学，无疑地应该把教育的任务看作第一义"。

他说："第一流的大学，不能徒然是一个教育机关，必须有他重要的学术贡献,但是,也没有一个第一流的大学,把他的教育忽略了,因为若果把他的教育忽略了,学生学不好,将如何贡献?"他要求台大"集中精力,改进本校各种通习科目,建设本校的教育制度,务使来校的学生,一进大门来,便得到第一流的教授教他们的普通课"。傅校长强调的普通课,也就是现在的所谓通识博雅课程,他希望台大不只教出一群会读书做研究的人,更期待培育一群"看破"名利,乐在工作、乐在服务的年轻人。

傅先生就是这样一位摩顶放踵、高瞻远瞩的学者,自然对所谓"学者"更有识人之明,这也是他担任台大校长时最被称颂的功绩:

> 他最敬重读书人,他聘请教员非常慎重,也可以说对于教员名义的给予,是非常吝啬的。对于好的教授,他百计千方地邀请他;可是也有不少大力的什么委员什么长之类的人,欲在台大求一教职而不可得。(屈万里)
>
> 有许多毛遂自荐的人,经过详细地谈话之后,却被他录用了。(屈万里)

傅先生虽然不是习医,但是他在七十五年前,就以"我们知道看护是何等神圣的职业,在西洋社会上对这种职业是何等敬重……公主玛利并亲身作看护。自朝廷至于民间,都敬重这一种服务。即以奈廷格（按，通常译为南丁格尔）女士论，她之有造〔福〕于人类固然极大，而人类之以诚心与荣誉酬报她，也无以复加了"来勉励当时的医学院毕业生。（傅斯年，1935年北平协和医学院毕业式演讲）

我一生从事医学教育与医疗工作，过去二十年在台湾常听医界同僚感叹，病人和家属都是以成败论英雄。病情好的时候，便说医生高明；病况转差，就质疑医师不尽心。同僚的委屈虽有部分实情，但我总认为医疗是种精神，正因为医者必须承受这样偶尔发生的委屈，而不改做事的原则，才能受到社会的敬重，否则就和其他商业行为又有何差别呢！傅先生认为只要我们热心地服务人，哪怕得不到社会的鼓励，这一点也要"看破"：

> 我知道热心服务的人，不怕穷，不怕苦，而怕社会之不奖励。其实这一点也要看破，虽有不得目前的承认，日久是总得到安慰的。（傅斯年）

三谈傅先生的热情洋溢、勇于任事

傅先生留学英、德回国之后，从三十二岁在广州中山大学担任文学院长开始，历任中央研究院史语所所长、北大教授、中央研究院总干事及台大校长。所任之职没有一个是空衔，他不只在学术研究被视为天才，在每一个职务上也都勇于任事，他是一个凡事起而行的行动派学者。

傅先生方值弱冠之年，就能看见老百姓的道德堕落，是因为看事情缺乏逻辑辩证的能力，做事情就分不清对错，容易受到人的左右，以致"不辨何者可为，何者不可为"。他说：

> 群众对于学术无爱好心，其结果不特学术销沉而已，堕落民德为尤巨。不曾研诣学问之人，恒昧于因果之关系，审理不瞭而后有苟且之行。（傅斯年，《新潮发刊旨趣书》）

傅先生进入壮年之际，无论在学术研究上，还是在社会改革运动上，他虽热情洋溢、发人之先，但他绝不是有勇无谋激进之徒，以下是一段傅先生反躬自省之语，表现了知识分子如何徘徊在独善其身与兼善天下之间的两难。

> 近日又读《庄子》，竭力自己为自己想开，何必一人怀千古之忧，一身忧国家之难。读来读去，似乎有些进步，此窍还是半通不通的……我本以不满于政治社会，又看不出好路线来之故，而思遁入学问。偏又不能忘此生民，于是在此门里门外跑去跑来，至于咆哮，出也出不远，进也住不久，此其所以一事无

成也。（傅斯年）

在二次大战期间，傅先生为他所负责的史语所搬迁至四川李庄，除了所务外，还为离乡背井的同事找寻住处，让他们能持续研究工作。又照顾生病的人，争取他们的生活费、药费。他关心国事，勇于参政，蜡烛两头烧，使他的高血压不易控制，最后成为他致命的健康问题。

四谈傅先生的不畏强权、义无反顾

傅先生五十二岁主持史语所事务。那一年他在《世纪评论》发表《这个样子的宋子文非走开不可》一文，痛陈："政治的失败不止一事，而用这样的行政院长，前有孔祥熙，后有宋子文，真是不可救药的事。"蒋委员长就宴请孟真先生，想替孔祥熙说情。

"你信任我吗？"蒋委员长问孟真先生。"我绝对信任。"孟真先生答。"你既然信任我，那么就应该信任我任用的人。""砍掉我的脑袋，我也不能这样说！"傅先生显得有些激动，在座的人都失了色，蒋委员长也为之动容。不久，行政院长便换了人。（屈万里）

傅先生不畏强权、义无反顾的性格,可说深受他的老师蔡元培先生的影响。我们对照傅先生处世的人格特质,很容易发现二人有神似之处。傅先生说,他受教蔡先生门下二十五年之久,常见到蔡先生生气责人的事。举了与自己有关的二三事。他在北大读书时,有一次傅先生匿名说人的不是,蔡元培立即纠正:

> 诸位在墙壁上攻击某君的事,是不合做人的道理的……至于匿名揭帖,受之者纵有过,也绝不易改悔,而施之者则为丧失品性之开端。凡作此事者,以后都要痛改前非,否则这种行动,必是品性沉沦之渐。(傅斯年)

又有一次,有一位在留德学生中名声不太好的学生,打电报给蔡先生,想要从莱比锡来看蔡先生。一群同学怕他来向穷得不得了的蔡元培要钱,主张去电谢绝他,以此意陈告蔡先生。

> 蔡先生沉吟一下说:"《论语》上有几句话:'人洁己以进,与其洁也,不保其往也。与其进也,不与其退也,唯何甚!'你说他无聊,但这样拒人于千里之外,他能改了他的无聊吗?"于是我又知道读《论语》是要这样读的。(傅斯年)

傅先生有这么一位人生导师是他的幸运。在人生的开始,我们多么需要像蔡元培先生这样的老师给我们提点如此雍容敦厚的道理啊!

五谈傅先生的热爱学生、扶持后进、改革社会

五十四岁那一年,傅先生就任台湾大学校长。我们从他在第一次校务会议的校长报告,就可以看出他恢弘的胸襟。他对大学精神的诠释,至今仍为诤诤之言。太值得今天迷失在 SCI 论文发表数字,一心追求"世界百大"的大学校长,审慎重新思考大学的终极使命。

> 我们接收以后,是纯粹的办大学,是纯粹的为办大学而办大学……也不许把大学作为任何学术外的目的工具。如果问办大学是为什么?我要说:"办大学为的是学术,为的是青年,为的是中国和世界的文化,这中间不包括工具主义,所以大学才有他的自尊性。"(傅斯年)

台大从日本殖民时代的台北帝大数百人,到傅校长时已增加到三千多人。因此,大部分的学生没有宿舍可住,影响学

业至大。他不只做到让学生有地方住，傅校长就像一位父亲一样，有时慈祥，有时也很严厉。学生认真上进，他会给零用钱鼓励。学生不听话，他要严格处罚，甚至逐出校门。他的学生回忆说：

> 平日校长对功课好的有种种奖励，每年对成绩优良者给奖励开奖状。假使你在学校里出了乱子，校长第一件事就是叫注册组送成绩单给他，如果成绩好的，不妨稍加考虑；如果功课糟糕，那你准得倒霉了。校长更注重同学的课外活动，凡是对康乐有贡献的都给予津贴，每学期都举行运动、论文、演说比赛。（学生赵元晖）

傅校长以"敦品、励学、爱国、爱人"与学生共勉，并引用哲学家斯宾诺莎的话："我们贡献这所大学于宇宙的精神。"前者入世踏实，后者气度恢弘。然而，今日的大学，认真教学的老师不受肯定。虽然有导师制度，却没有辅导及学习成效的评估，教评会也没有学生的参与，对于学生日常生活的关怀就不用说了！校园里更难呼吸到正气凛然的空气，实在令人感到遗憾。

在此，我特别要提起的是傅先生在改变台大和台大医学院、台大医院的关系上所做的事。先谈傅先生对台大医学院的观察与他对医学院和医院基本的发展方向的看法。

　　傅先生到台大,立即看到台大医院的先天缺陷:"就医院说,一个教授就是一个医院,一切半独立性。""既以教授为单位,便以研究为第一件事……但因研究而忽略治病是不对的。"所以傅先生提出:"我们要把看病当作第一件事,能看病才能研究!"他看到台大医院当时的景况是:"用美国好医院服务的标准去说,是差得远。""现在台湾的护士之供与求,相差极远。"因此,他要台大医院走美国式的"医院现代化",而不要再持续日本制度。

　　另外,傅先生看到台大医学院的后天失调。他发现"人才,尤其是领导之人才,还不够数……日本教授分期回国,台大未曾完全尽力补充"。而且他要的是真正的人才,不是请来"作教授便是权威"的人,而应该是"先成权威然后才作讲座教授"。

　　傅校长的台大医学院及医院的改革方案包括:扶植、培育台湾省医学人才;破除由几十个教授各自独立的"联邦体"所组成的台大医院,主张台大医院要集中管理;台大医院院长与台大医学院院长两者共同秉承校长来综理院务。

　　傅校长的改革,简单地说就是要把进步的思想带进台大医学院;把日本帝大时期权威的思想赶出台大。这在当年以及现在看来,都是眼光独到、魄力十足的做法。然而,因为傅校长早逝,真的是"人存政举,人亡政息",傅校长离开之后,他所主张真理至上、打破威权的任务,似乎不得贯彻。直至今日,讲师承、论辈分的旧传统,依然存在,实在令人惋惜。

六谈傅先生的一介不取、高风亮节

傅校长的廉洁，几乎到了令人心酸心疼的地步。以当年百废待举的台大，诸多建设正在计划、正在施工，虽然当时政府财政并不宽裕，但台湾省政府主席陈诚曾特允新台币一百亿作为台大兴建校舍之用，以当年物价，此数经费不可谓不多。但是傅先生个人竟然穷到得靠稿费才得以缝制一条棉裤取暖，可见其一介不取之高风亮节。傅先生之侄傅乐成说过这么一段话：

> 他经常是囊空如洗的。某个月一大早晨，伯父在卧室中对伯母说："有钱吗？拿十块来。"伯母说："就剩几块钱了，还得买菜。"伯父说："那就算了！"过了一会，又听到伯母问他："到底要不要？我好去想办法。"我在校中偶对同事提起此事，同事皆为之叹息。谁能想到他们会为十块钱去"想办法"呢？他对这种清苦的生活，总是安之如素，我从未见他向人哭穷过。（傅乐成）

结语

　　傅先生虽然只活了五十五年,但是他的一生,可以说没有虚度一寸光阴。他把自己奉献给学术、奉献给社会、奉献给国家、奉献给学生。他所努力坚持、一生奉行不渝的理想与目标,有太多令吾辈见贤思齐的地方。哲人其萎,大师不再的日子,寂寞之余,让我们从傅先生的一生温故知新,为横亘在眼前、挑战我们的新时代,增添新的力量。

医者典范史怀哲

《生命的思索》和《文明的哲学》推荐序

史怀哲(1875—1965)是最常被人列为典范的人物之一，他的自传《生命的思索》是一本对任何人、任何年代都具影响力的好书。史怀哲最为人津津乐道的是，他将一生奉献于服务非洲贫苦人民。他放弃已拥有的学术成就及舒适的生活，在三十岁那年踏入全然陌生的医学领域，从头学习，其目的是要为神做工以求获得救赎，而去服务贫苦的人。

我第一次读到史怀哲自传大概是在十五六岁的时候，那是林挺生先生从1955年开始所出版的协志工业丛书之一，因深深地被感动，所以重复阅读了好几遍。史怀哲身为一位医师，但却又专长于音乐演奏并专研神学和哲学，对于人性更有独到的见解。在当时，我并不晓得自己将来也会从事医学这一行，但这本书却在不知不觉中深深地影响我后来的人生。在青少年那段时间，我热切地找寻我喜欢的事物，包括音乐及文学，后来自己终于选择医疗作为我的终身志业，但我对文学及哲学的喜爱并没有减少，仍然持续不断地寻索与学习直到今天。

高三之后，比较忙于学业，渐渐地没有再接触史怀哲的相关书籍，直到多年后当我在美国杜克大学受训时，偶然间在书局看到两册史怀哲撰写有关巴赫音乐的书，才又再想起史怀哲。借由阅读他所写的书，我对巴赫的音乐也有了更深入的了解。

少年有成

几十年后的今天，当吴清友先生打算重新翻译并出版史怀哲自传《生命的思索》而找我写推荐序时，一边再度阅读，一边回忆往事，发现这本书大部分的内容还清楚地浮现在我脑海，虽然如此，我还是重新再细读了一遍史怀哲的自传以及他写的另一本书《文明的哲学》。

我发现，史怀哲之所以会成为全世界一般知识分子和许多医学生的典范，主要有几个原因：首先，他是一位少年有成的人物，他成长的环境造就他在很年轻时就认识了一些比他年长的智者，从而了解宗教音乐及熟悉管风琴演奏。除了神学之外，他也阅读了许多哲学书籍，了解斯宾诺莎、黑格尔、尼采、叔本华、康德等哲学家的论述。

此外，他也邂逅了法国政治人物克里孟梭，并有机会到瓦格纳的拜罗伊特听歌剧，在那儿遇到了瓦格纳的夫人科西玛及儿子齐格菲。因为这些人的影响，他在宗教、音乐、文学及哲学方面都有较一般人更深度的认识，因而对西方文明的演进有很独到的见解。

　　再者,由于他生在德、法交界的阿尔萨斯,因此,从小就会两种语言,也持续地吸收到两种不同的文化。这是非常难得的机会,因为懂得两种语言,他能涉猎的典籍增加,又能更深入了解这两种语言的深奥之处。他认为"使用法文,就好像在优雅的公园里沿着精心照料的小径散步,使用德文则像在壮丽的森林里漫游"。

　　而最为人知的是,在他三十岁前,就经常在思考并寻找机会要帮助社经地位低的贫苦人民以及孤儿。他希望能找到一个途径,可以不需要使用太多语言,也不需要倚靠别人,而能独立帮助那些被世人遗忘的人。

　　1904年,当他翻阅一本杂志,读到由伯格纳(Alfred Boegner)所写的文章,述说在刚果北部的加蓬需要更多人来执行上帝的旨意,他就决定未来要到那个区域服务。医疗则是他选择来服务当地人民的途径。当时,他已是神学博士,担任圣托马斯大学神学院的高级主管,同时又在音乐演出上颇有成就,却不顾周遭亲友的极力反对与指责,毅然决然地放弃当时的光环及舒适的生活,重新做学生学习医学。他在1905至1912年间完成医学院的教育,1912年结婚,1913年远走非洲刚果的兰巴雷内(Lambarene)建立一家小医院,开始行医之旅。

志为火炬

最让我印象深刻的是,在 1923 年史怀哲四十八岁的时候,他有超乎常人的自许,他说:"我愿意作为新文艺复兴的先锋,在人性的黑暗时期,像一把火炬一样照亮新人类对未来的信念。"为了替人类赎罪,他不顾危险,亲身进入非洲丛林的勇气和毅力,令人敬佩。

史怀哲经历了两次世界大战,曾经被关过,也感染过痢疾和日晒症,深受病痛之苦,却仍然继续照顾非洲人民。他在非洲奉献的数十年间,常常面临饥荒和医疗资源匮乏,因此,他多次离开非洲到各国举办演讲及演奏会,为医院募款。

从他所写的《文明的哲学》可看出,他认为能为自我和世界趋向完美而努力,是人类文明的精神所在和进步的泉源。他认为以伦理为基础的道德观与世界观,能影响人类的思想和行为。也就是说,伦理是所有事情的基础。以华人文化来说,道德观就是自己的行为规范,而世界观则是推己及人。这些观念是否能落实,决定了人类社会的走向。

他又认为,尊重生命是让现代社会文明能持续的基本要素。由此看来,德裔美国宗教家尼布尔(Reinhold Niebuhr)的宗教观似乎延续了史怀哲的伦理观、道德观及世界观,并给予更合乎现代的诠释。尼布尔认为我们每个人都有善的一面,所以建立了民主社会；但我们同时也有恶（原罪）的一面，所以我们必须建立民主社会来抗拒恶的那一面，来规范自我、群众与政府。

他的书里更要彰显的观念是，物质的享受并非文明进步的表现，而是每个人都要时刻记得让自己的品格和行为更趋完美，来促使社会、政治更趋理想。史怀哲《文明的哲学》里所倡导的哲学观，的确是我们现代社会要恪遵的基本原则。

据报道，有记者在史怀哲获得诺贝尔和平奖时问他："什么才是有价值、有意义的人生？"他回答："有工作可做，有对象可爱，有希望可想。"由此可看出他对生命的定义与一般人无异，是他为贯彻信念所投入的心力，使他与众不同。

附 录

附录一
价值观的认定是生命的开始

——台湾师范大学演讲

在美国住了三十年,以世俗的眼光来看,我可以说什么都有:有著名大学的终身教职;有可以过日子的收入,有能力送孩子读好的大学;有自由追求理想的工作环境;虽然有压力,但那是对工作的自我期许。

1989 年年底,我返抵台湾。刚回台湾,在租来的两个楼层,从零开始:还不知道要在哪里盖一家医院,人没着落,钱也没有把握一定到位。当时我凭着心里的一个希望,对这块我生长的土地立下一个承诺,那就是在台湾建立一所先进的癌症医院。

那个时候,台湾人的第一大死因是癌症,台湾还没有正式训练的癌症专科医师。大多数的医院虽然都设有癌症治疗部门,但都不是整合式的治疗,病人经常在某一科治疗无效,才被转到另一科,而另一科束手无策了,再被转到下一科,病情就这样被耽误了。然而，国外的大学医院都已经设立癌症中心，提供整合式的治癌模式，我回台湾就是希望能用对的方法来帮助台湾的癌症病人。

定了方位就从未改变航道

辜公亮基金会和信治癌中心医院的前身孙逸仙治癌中心医院于 1990 年开始接受病人，当时我立下志向，希望到了 2000 年，本院可以成为在国际上被肯定的一所治癌中心，而我们真的做到了。我们现在照顾全台湾大约八分之一的癌症病人，将来我们慢慢还会扩大服务对象，或许有一天可以照顾全台湾六分之一或五分之一的癌症病人。现在，我们有自己的永久院址，多年的努力也得到应有的评价。我们的癌症治愈率与美国相较，已经不相上下，有的如肝癌、鼻咽癌、肺癌等的治愈率甚至比美国高。

从零开始到现在，如今想来，我觉得回台湾服务这个决定是对的，当然就无怨无悔了。从创院以来，我可以说是夜以继日，每天工作十二至十四小时。和信医院的目标是：可以积极治疗的病人，我们一定要尽力照顾到他能康复；无法积极治疗的病人，我们也要尽力照顾到让他的病痛减至最轻。这些年来，不论外界环境如何，无论健保制度怎么改变，我们的目标从来不变。这一路上风浪不小，偶尔也会碰撞到礁石，但是我们这艘船从开始定了方位，就从来没有改变过航道。

很多人都会问，自从健保开始以后，全台湾的医院都在冲业绩，医师一诊可以看一两百个病人，你们和信医院一个医师一诊才看二十个病人，你们的业务量只有别人的五分之一到十分之一，你们要怎么活下去呢？某医学中心的管理阶层在本院成立之初，曾说黄达夫的医院太理想化了，他们甚至怀疑我们的医院可以撑过一年。而事实证明，至今，我们已经度过十三年了，而且愈战愈勇。我只能说，只要价值观确立了，咬紧牙关，没有克服不了的困难。

和信医院聘请的第一位医师詹光裕医师，当时他只有三十七八岁，刚在巴黎进修完毕，一家四口才回台湾。原本答应他回台湾后给他适当职位的某医学中心黄牛了，虽然他还是有差事可干，但是他开始重新检视他的价值观，决定朝自己的理想走，于是选择了暂时"待业"，以便观察哪里才是栖身之地。正在此时，我发现了他，并且看中他。他的人格特质与我心目中希望造就的医院可以说完全吻合，他也觉得这就是他正在找寻的医院。詹医师在和信医院服务证的编号是001号，我的编号是007，因为我先以董事会名义聘了他，回美国料理好家事后再回台湾加入医院。詹医师现在还在本院每天勤奋地工作，也是医院倚重的医师。

对年纪稍长的我们来说，这已经不再是一段为理想而追寻的日子，而是在实践理想。后来，因缘际会之下，很多在国外学成或服务很久，在学术界具有声望的医学家、医师也都陆续回台湾。由于怀抱的心情相同、理念相近,他们也都加入和信医院服务。

生命开始于价值观的认定

我始终认为,价值观的认定是生命的开始。一个年轻人,为了追求自己未来可以安身立命的事业,经常要花很长的时间去寻寻觅觅。当有一天他终于找到自己所热爱的工作,愿意不计一切世俗的名利,无怨无悔地为它奉献,这时候,他的生命才真正开始。

作为一个医师,每天都会遇到新的病人,每一个病人都是一个人生,他们是那么毫不隐瞒地对你述说他的人生与苦痛,每一个病人都在教育你,引导你深入体会人生的真谛。我是一名医师,因此我很乐于以医业为例,来跟大家分享我在这一行的所见所闻,以及我在医业上追寻理想的生命历程。

在台湾工作十三年,发现台湾有不少不快乐的医师,而大多数医学生对于进入医学院的选择并没有很坚定的信念,对医疗工作的内涵也没有很清楚的概念。他们不清楚医师的工作是辛苦的,所以当清晨三点病人有状况,护士去叫时,他们就不想起来。这一点和美国相较有很大的不同。我发现美国的实习医师与住院医师,极少在半夜被叫醒时是不愿意起床的。他们知道那是医师的责任。

　　因为台湾以外的医学生是大学毕业后,经过千思百虑之后,才决定读医学院的;而台湾的医学生是高中毕业就考医学院,他们根本不知道医师是怎么样的一份工作。他们进入医学院的理由多半不是成绩够好,就是为了顺应父母殷切的期望,而且,在整个求学的过程中,一路走来,都是在追求高分。所以,进入医学院后,一心追逐的目标就是分数、学位、执照、升职与高薪。

　　显然,他们工作的目的不在照顾病人,他们所关心的也就不是病人的康复,因而就无法从照顾病人的过程中与病人分担痛苦、分享喜悦,从而肯定自己的生命价值。结果,就如作家平路最近在一篇短文中说的小镇医生,"诊所里重复而无聊的日子,一成不变的开业生涯,正是小镇医生心生不轨的导因"。有太多的人因为所从事的行业不是自己所热爱的工作,因此,在沉闷而毫无成就感的氛围中,日子一久,就会想要找一些刺激的事来做。

侯文咏的梦想

　　不久前拜读了侯文咏医师、医学博士、作家的新作《我的天才梦》后感触更深。侯文咏先生从小就喜欢写作,但是有两种声音不断地挑战他。

　　"善意的老师不断地提醒我,空有才华是没有用的。他们总是细数一些从前搞社团的、搞刊物的学长,如何荒废了学业,如何考不上大学,如何走投无路的故事。他们说:'你这么聪明,为什么不做点别的更有用的事?''你又不是功课不好,为什么不把时间放在有用的事情上面?'"

不过另外有一种声音这样鼓励过侯文咏先生:"你是块特别的料子,我觉得你应该放弃理工,鼓起勇气走文史哲的路。你当个医生或工程师也许只是称职的专业人员,可是你走文史哲的路,我相信你一定有机会闯出个名号来。"

侯先生后来开始怀疑自己的能耐:"有没有可能我在文史哲的领域根本闯不出一个名号来,变成了一个一无是处的人呢?会不会走上理工科,将来做一个现世安稳的工作,完成一个合理的梦想,胜过千百个不安的狂妄而不实际的想象呢?如果我的一生是一个医师,一个工程师,在我临终时,至少我可以清楚地指出,我完成了哪些工程,救活了哪些人。可是如果我的一生是一个作家,我会不会只留下一些没有用的喃喃呓语,连我自己都没有把握是帮了人或害了人呢?"

就这样,他去当了医师,不但当医师,还拿到博士学位。

长久浸淫于台湾主流价值观中,他一直"半推半就"地,做着他的"天才大梦",并"累积了许多的拥有"。在一次的旅行中,他发现在"西藏荒原上……既有的相对坐标统统都消失了……我有点惊讶有那么多无关紧要的外在价值、比较,琐琐碎碎地占据了我们的一生……"他终于在三十六岁生日那个晚上,决定放弃医学,做他喜欢的事——写作。他一度以为

"我得做好痛失一切的准备,好面对我的选择以及随之而来的转变。等走远了,回头去看,才知道我只是离开了那些不属于我的一切,我从来没有真正放弃或者失去过什么"。

砂丘之女

有一部日本电影《砂丘之女》,剧中的男主角与侯先生的体悟有异曲同工之妙。电影是由日本作家安部公房原著改编的,故事叙述的是一名昆虫标本狂的男子,原本在东京是个上班族。有一天,他到海边寻找罕见昆虫,而被砂丘里的人家设下陷阱软禁起来,把他和另一个"女饵"配成一对。

那里的房子都深陷于砂丘内,每户人家几乎从早到晚都要一直清理砂子,连吃饭都要撑着伞,不到半小时伞上的积砂就可以写字了,张开嘴巴吸气,口腔内立刻沾满砂子,勉强和着口水吐出来,都变成砂块了。房屋的四面墙壁,随时都有细细的砂流沿着隙缝泻下。如果没有人帮忙清理砂子,房屋很快就会塌陷,因此村落里的人就帮那个死了丈夫的女子"捕获"了那名男子,主要就是要他来清砂子。这个东京上班族就是这样毫无希望地、不断重复着清砂。不工作的时候,男子就思考着如何能够回到原来的生活轨道。

有一天,"女饵"要分娩了,肚子痛得要命,他在砂丘里大叫,这时有个梯子缓缓地降下来,把女人带上去。并且没有将梯子收回,意谓他也可以选择离去。但他后来还是选择留下来。原来男主角自我放逐到砂丘,为求解脱文明的束缚和枷锁,但却被砂丘困住,受着另一种束缚,加上受到性欲的困锁,与砂丘中的"女饵"发生关系,至"女饵"怀孕、产子后,他才惊觉,以往不断地逃避和自我放逐,是因为对过去的一切都不留恋,不愿担上一点责任,一直到他不自觉地当了父亲、丈夫后,或许他才领悟到他的人生是在追寻一点可肩负的任务吧。

人生面临无数的追求,我们应该早日认定我们喜欢的是什么,才不会在有一天"成功"了,但是却发现你所拥有的都不是真正所想要的。求知求学在于寻找自己所热爱的工作,这样的追寻,愈快找到目标愈好。有了自己热爱的工作,就不会计较世俗上的种种。

医学和科技让现代人延寿,但是我们可曾想过,多活个几十岁,我们要做什么呢? 人生的意义是什么呢? 我们要如何建构自己的价值观呢? 哪些价值观是值得我们去追求的呢?

哈佛人的快乐调查

最近哈佛医学院的精神科教授威伦特医师(George E. Vaillant)写了一本书 Aging Well(暂译为《快乐活到老》)。基于对老人请教人生的初衷,当他还在哈佛大学就读时,就希望把校友们所过的一生记录下来,看看他们活得快不快乐。

　　他连续访问了同一届哈佛大学毕业生共五十年，结果，有的很有成就，有的很穷；有的已婚，有的离婚，有的再婚；他们从事各种不同的行业。威伦特医师从观察他们年轻到老的人生，终于找到了一些使人活得"快乐、健康、更满意"的人生要素。他认为人的个性、价值观、修养、应对进退的态度等，都会影响一个人是否能快乐活到老。作者很好奇地希望了解这一些哈佛大学毕业生是怎么处理自己情绪的，包括别人对你不好、伤害你的时候，你怎么应对？别人称赞你的时候，你怎么响应？五十岁的时候怎么处理？六十岁的时候怎么处理？七十岁的时候怎么处理？八十岁的时候怎么处理？他发现有些人成熟得早，有些人成熟得晚。

　　调查访问的结果，威伦特医师认为，那些能够活得很快乐的人，通常有以下的特质：

　　一、利他的精神：也就是懂得付出，欢喜去照顾别人的精神。哈佛大学校友对母校的捐款每年都有很大的数字，这也是一种利他的精神。

　　二、处理困难的能力：就如圣严法师所说，不管碰到什么事，都能"接受它，面对它，处理它，放下它"，有这种能力的人，就能够快乐、积极追求更好的明天。

　　三、升华欲望的能力：包括性的欲望、金钱的欲望等。所谓一念之差，能够转念，就能够把我们的精力用在有用的地方。

　　四、幽默感：人要保持开放、正向的心灵，譬如，对于一些恼人的事要有一笑置之的能力，而以善意的态度把大事化小，小事化无。

五、预知的能力：天下有三种人，第一种是促使事情发生的人；第二种人是看着事情发生的人；第三种是不知道事情是怎么发生的人。当我们慢慢训练自己成为第一种人时，才能掌握自己的生命；而变成这种人的先决条件，就是要即早掌握自己的价值观，勇往直前地去促使事情发生，使自己成为创造时代的人。

不囿于"标准答案"

作为一名医师，我常在思考医师的价值观应该是什么？

当年我选择读医学院，最初只有单纯的想法，也就是认为医师是一种自由业，比较不会受世俗的牵制，很幸运地我也如愿考入台大医学院。我在台大读书七年，最初功课很多，经常读到连公交车都收班了，因此如果打算当天要读书读到晚上十一点以后，我就得骑脚踏车上学。当时道路不好，我家住在大龙峒，骑车到罗斯福路上学，颇为吃力，尤其是下雨天骑车夜归，更是考验。

印象中，在台大时只有非常少数的老师要求你读懂、理解就好；多数的老师都希望考试的时候，你能照他课堂上所讲的一字不漏地写出来，也就是所谓的"标准答案"，他们反而不太在乎你到底真的懂了没有。

有一次我生理学只考六十几分,当时一位刘助教就问我:"我看你实验做得很认真,报告也写得很好,为什么考得那么差呢?"

我当然知道自己为什么没有好成绩,因为我读的是原文书,脑筋里运作的是比较全面性的思考;而老师期待的是我在考试的时候把他在课堂上所讲的"默写"出来。大多数老师讲的一些很绝对的答案,也就是标准答案,在我看书之后,往往发现问题并没有那么简单,答案也没那么绝对。因此他考的问题,我常常答非所问,尤其是填充题的答案老是填不下去,觉得太过武断。

后来,为了应付老师,我也学着同学在课堂上做笔记,但是我对这种求学问的方法和态度始终是不以为然的。由于不是那么心甘情愿,所以我做的笔记总不像同学那么完整,因此,我在台大医学院读书时的成绩并不是顶尖的。

影响我至深的老师

一直到大六的时候,两位老师大大影响了我。很遗憾,他们都不是台湾本地人。一位是当时美国俄亥俄州立大学医学院的院长,他被"中华医药基金会"邀请来台湾做客座教授六个月;另一位是哥伦比亚大学医学院心脏外科主任。这两位教授教学时,不是传授书本上的知识,而是启发我们去思考。而且,剖析问题非常有条理,合乎逻辑。

他们的教学在当时对我的生命而言,可以说是第一次的当头棒喝。

当时他们教我的方法,我现在还在用来教导我的学生。因为深深受到这两位教授的启发,我毕业以后就决定出国,没有第二个想法。离开台湾三十年,求学、行医及讲学,确实也让我觉得没有白走一遭。

我真正建立起人生的价值观,不在于台湾这七年的医学教育,而是当完兵以后出国到费城宾州大学的小儿科医院服务时的一个机缘。费城这家医院是美国第一家小儿科医院,非常有名。我在这里看到他们的小儿科医师照顾小孩那么用心、那么有耐心,真的做到不厌其烦的地步。一直到现在,我们还是可以在台湾的小儿科看到小孩哇哇大哭,被妈妈、护士架起来打针的景象;但是在三十年前费城的这家医院里,医师帮小孩打针,小孩是不哭的。当然不是因为那里的小孩不怕疼,而是医师帮小孩打针之前,会先跟孩子玩很久,取得孩子的信任。

当年跟我一起当班的一位实习医师,是耶鲁大学医学院的毕业生,他去看小病人时老提着一个装着各式各样打针必备品的小篮子。他会先跟小病人玩他们的玩具,慢慢地,他会好好地跟小病人解释为什么一定要打针,一直到孩子完全心悦诚服,甘愿卷起袖子,勇敢地挨上一针。

我非常心仪地看着这位跟我同年,但是却比我成熟许多的同事,他是那么温柔地对待小病人,使我打从内心非常向往地告诉自己:这就是我要学的。在费城的见闻,学到的不是书上的东西,而是书以外更珍贵的东西。

对我的生命而言,这可以说是第二次的当头棒喝。

经过这两次的当头棒喝,我才真正了解到作为一名医师,必须以照顾病人为职业志向,让病人了解病情,跟病人沟通,建立好病人与医师良好的互动关系,这些都是医师随时要督促自己做好的事。

继续在杜克大学医学院学习

三十多年的行医生涯,每一次自己稍有懈怠,总会想起那两位实事求是的启蒙老师,以及体贴温柔对待小病人的费城同事,不觉地,我就感到有一股力量又充塞到自己的体内,可以再提起干劲,继续向前走。

我于1967年转至杜克大学医学院,接受专科医师的训练,那时只有X光科一位同事、内科包括我在内的三位医师是黄皮肤的。我的老师、同事对我都非常好,他们很认真地教导我、提携我,等我训练结束后,他们又鼓励我留下来,我也认为还有很多要学的,这样一待就是三十年,我学习、体悟了很多意想不到的事。一直到我回台湾,可以说迫不及待地想把这些心得与故事跟新进的医师及民众分享。

我很幸运地经由这两次的当头棒喝，也就是我人生的转折点，及早确立了人生的价值观，使我活到现在超过一甲子，始终还是觉得很快乐，也希望一直做一名尽职的医师。

我特别要告诉大家的是，我们照顾病人时，其实也就是在了解自己。因为在照顾病人的同时，病人的心情、他的康复状况就像一面镜子一样，也让我看到了自己的能力，看到自己不对的地方、不足的地方。我一直认为我的病人都是我的老师，他们在不断地教我一些教科书找不到的学问，教科书上教的是一些统计学上的概括性结论，但是每一个病人身上的问题都不完全一样，这样的挑战是永无止境的。家母生病时，我已经是杜克大学的教授，家母生病的痛苦，对我而言是永远不能磨灭的体验，看她的痛苦、帮她解除痛苦，我更深刻地感受到只有医师可以这样近距离地感同身受，而且学习真的是永无止境的。

当面对病人死亡时

身为照顾重症病人的医师，我们常要面对病人的死亡。在近距离目击死亡的发生，对于一个人的人生，有很大的启发。我常问学生："你看过病人在你的眼前过世吗？"在这重要时刻，能让病人不太受苦、很有尊严地过世，观察并满足病人家属的需求、尊重他的遗体,送他走到最后一程,这是件很悲悯的工作。一般人大概一生只能看到自己的亲人濒临死亡的历程,或是从小说中体会相近的情节,医师却能经常地目击、参与这样的经验,并且能帮他们的忙,真是一种莫大的福慧。

　　我现在也把我从病人身上学到的,用来教导我的学生,告诉他们要珍惜病人对我们无限的信赖。唯有从心里发愿要好好地照顾病人,才能彻底了解病人的需求,也才能找出好的方法来帮助他们,这样自己的专业能力才能真正获得精进,变成一位更好的医师。否则,只能做教科书式的照顾,一旦教科书没有教,就束手无策了。这必须要有热情才能做到,对工作有了热情,才会得到真正的快乐。一个人在确立了不可动摇的价值观之后,就不会轻易地随波逐流,甚至同流合污了。

附录二

医学进步的四大敌人

——高雄医学大学"杜聪明教授讲座"演讲

两个星期前,当贵校打电话来要求我给他们今天演讲的题目时,我正好才看到张忠谋先生在《天下杂志》发表的一篇演讲,题目是"创新的四大敌人",我觉得很有力,所以,就借用了他的用语了!今天我们就来谈阻碍台湾医学进步的四大敌人。

第一是传统的价值观。台湾人常很骄傲地说,台湾人之所以能创造经济奇迹,是因为我们有很好的文化传统,我们很刻苦耐劳,也很节俭,我们更重视教育。在美国的华人,父母都克勤克俭,想尽办法让子女念名校,相对地,美国中产阶级的子女念大学,多半要自己打工赚钱或自己贷款负债。的确,华人的文化传统望子成龙、望女成凤,期待子女功成名就,因为人生的目标就是追求功名利禄。所以,在我们整个教育与成长过程中,很少老师与父母鼓励你去享受学习的过程,告诉你,去了解所学的东西才是学习的目的。

传统填鸭式教育影响大

在台湾求学,不管你的自身条件如何,反正什么都以考一百分为目标。不久前我在报上看到贵校心理学助理教授蔡志浩博士的投书,标题是《被骗的为何是你?》。他说,在台湾如"蚂蚁会从耳朵跑进脑部""炸蟑螂会使回锅油变清"等谣言,都可以在网络上一再地被转载。在台湾那么多人容易受骗,民众缺乏判断的能力,是因为传统填鸭式的教育,孩子们在学校整天听课、考试,放学后去补习班又听课、考试,哪有时间培养面对模糊情境的独立思考、分析判断、解决问题的能力?他们哪有时间训练自己运用判断力与创造力,解决没有标准答案的问题?在这种文化氛围长大的人,当然就成了诈骗集团的潜在"客户"了!

上个星期(5月2日)报载"中研院院士"浦慕明在《自然》期刊发表论文,公开质疑儒家文化是阻碍科技发展的一大阻力。他说中国人讲求长幼有序的社会伦理与服从精神,使得学生在课堂上不敢发问,不敢批评。

传统的教育影响学生做学问的能力,传统的价值观影响学生学习的态度。一个人从小学到中学到大学,都不断地被灌输读书的目的就是要进名校,人生要追求的就是功成名就、光宗耀祖。到今天在台湾,一般人还都认为医学院就是追求

功名利禄最保险的职业,进了医学院后,大家照样争分数,为
了进热门科。现在因为医院大都实施绩效支薪制度,追求利
禄的医学生,就选最轻松、最没有风险、最容易赚钱的科去当
住院医师;追求功名的就会想到医学院附属医院当住院医师,
接着不管有没有兴趣教学、有没有兴趣做研究,就去念博士
班,以便获得教职。

但求功名利禄,缺乏使命感

　　这样的人既不会把医学生、住院医师的教育当一回事,也
做不好研究,更没有兴趣照顾病人。他们当然就不能从教学、
研究、照顾病人中获得精神的回馈,从中得到满足。所以,我
发现在台湾有不少不快乐的医师,也有不少不快乐的医学院
老师。他们对照顾病人的工作就不可能用心,也不可能做好,
他们就无法启发学生的潜能,更不可能成为学生的典范。在
这种教育环境下成长的学生也不容易超越老师,这就是台湾
目前的困境,也是医学进步极大的阻力。

　　两三个礼拜前,报纸报道医学院评鉴的结果,我们发现医
学院共同的缺点是"好的师资阵容不够""生师比过高""人文
关怀素养不足"。的确,医学院最大的问题是缺乏使命感,对
于教育的投资太少,生师比和美国的医学院差很多。在台湾,
台大医学院的比例最好,是四个学生对一个老师。我熟悉的

杜克医学院刚好相反，大约是四个老师对一个学生。

老师少已经是很严重的问题了，在一次研讨会中，台大医学院院长还说台大医学院的老师大概只有十分之一有教学的热忱。据我的观察，我会说杜克医学院的老师大概正好相反，只有十分之一缺乏教学的热忱。这么一比，台湾的医学生所得到的教学真是少之又少。

我为什么敢这么不客气地指出这个事实呢？因为我关心医学教育，我喜欢教学生，所以，这十四年来我经常跟医学生、住院医师有直接的接触。从他们专业的表现和言谈，我知道他们多半是在放牛吃草中成长的。在此我忍不住要把一个令我极感痛心的事实说出来。

有位医学生说，当他在该校的教学医院实习时，一位主治医师问他，有没有注意到他隔着衣服听病人的呼吸音？然后说那是演戏给病人看的。主治医师认为，只要为病人照张 X 光，再不然切个 chest CT（胸部断层扫描），就可以断定病灶，还需要听呼吸音吗？我必须说，我并不是第一次听到这类事情。这样的老师比放牛吃草更可怕，我认为这个老师应该被马上开除。但是，他可能是部"论文制造机器"，所以，在医学院的地位是不可撼动的。

有一位康奈尔大学医学院的退休副院长，到台湾的一所医学院当客座教授，在一个月当中他每天都在医院里做临床教学，但他发现除了自己以外，从院长到讲师，经常很轻易地以开会为由取消教学，让他觉得不可思议。有天他忍不住去找医院院长说，一家医学院附属医院，最重要的使命是教学，如果不好好教医学生、住院医师，就不可能把病人照顾好，不但病人遭殃，学生、住院医师也不会进步。教学绝对是优先于开会，怎么可以因为开会而取消教学？医院如果不重视教学就不应该收学生、住院医师。我自己只要是在台湾，从不曾取消星期四下午两点的教学，而且到五点半以前秘书不能排任何其他行程。因为在我心目中，教学是最重要的事情。这就是价值观的不同。

第二是忽视基本功。大家都知道台湾除了电子制造业以外，享有国际声誉的只有云门舞集。先说台湾电子业为什么会赚钱？因为我们主要是代加工。质量的规格是人家订的，你不遵守产品质量的规定，人家就不买，你就赚不到钱。所以，台湾的电子业，纪律很严谨，但是在其他行业品质管理就很少受到重视了。

下功夫，结果才会好

林怀民先生说："功夫是技术、能力加上时间。艺术是要下功夫的，如果谈太多的'创意'，好像有点子就 OK 了。没有功夫，点子就无法落实，文化的东西绝对是要深耕的。"我们都知道云门舞集如果没有经过长时间下功夫所淬炼出来的那么严谨的纪律，就无法把创意表现得淋漓尽致。

同样地，一位医师的好坏也决定在他所下的功夫。不但医师的养成过程需要下功夫，医师每天看病时也要下功夫，结果才会好。我认为医师每照顾一位病人就像舞蹈家每次的表演，举手投足没有一个动作可以轻忽。所以，我一直对台湾两三分钟看门诊的现象觉得不可思议。我无法了解为什么这么多台湾的医师违反医疗最基本的原则，而且还不以为是错的。到今天还有很多医学生跟我说："我同意要好好看病，但是医院总要生存下去啊！"这样的说辞，其实是既没有是非观又不合逻辑的。我在谈的是医疗的本质，他在谈医院的生存。这是两个不同的议题，不能混为一谈！

况且，如果为了要使医院生存下去，而给病人打折扣的医疗，降低病人生存的几率，这等于是说，为了保住医师的饭碗，就可以牺牲病人的生命。这样的说辞不是很荒谬吗？在这里我要说的是，你既然选择行医这条路，你就要有所为、有所不为，做得心安理得，你才会快乐。要做得心安理得，你就不能偷工减料。

让数据说话

很多医师会说，就是有这么多病人要看我，我怎么可以拒绝他们呢？我会说，如果你不能好好看的话，不如不看，这样才不会伤害到病人。因为这是医师誓言中最重要的一条。我知道不少人对我这个答案不会满意，他们还是会说，我没有为他们解决"门诊量"的问题。我希望以下面的一些数据来说服大家。

我相信大家都会同意，我们要在乎的应该是医师或医院照顾好多少病人，而不是去算一个医师一诊看多少人次的病人，或一家医院每天的门诊量有多大。先举个简单的例子，大家都知道何曼德教授，他在"台湾卫院"做的研究发现，美国平均每人每年因为感冒而就医的次数为 0.13 次，而台湾地区是 2.8 次。表示同样是感冒，台湾地区的人看病的频率是美国的二十一倍。何博士说这并不代表台湾人特别容易感冒，而是台湾人不了解有些病要靠自身免疫力，不必找医师。

我一直认为病人缺乏医疗常识，医师应负最大的责任，就是因为医师没有花时间为病人做卫教，所以，才会造成病人有事没事都要看门诊。所以，医师门诊量大的问题，是医师没尽到医疗专业的本分制造出来的。

再者，以癌症病人的照顾为例，和信医院与台湾一家医学中心每年照顾的癌症病人数目相当，约五千人（2012 年约六千五百人）。目前和信医院的开床数是一百八十张，那家医学中心的癌症病床是该院病床数的 27%，也就是五百四十张。该院医师每诊平均病人数是六七十人，和信医院每诊平均病人数是二十人。从这些数据，我们可以看出医师一诊不必看那么多病人，医院病床也不必那么多，就可以照顾相同数目的病人。

　　和信的病人需要紧急住院的话,能够马上住院;需要住院做化学治疗时,最多等两三天,而不会影响到他的治疗。而且和信医院癌症病人的平均五年存活率是 65%,至于全台湾的癌症病人平均五年存活率是 43%。我还敢打赌我们的病人满意度也较高。

　　从这里就可看出遵守标准作业程序并不会影响效率,不但可以照顾同样数目的病人,而且医疗效果也会比较好。也就是说,每次都用充分的时间好好看病,看诊次数就不必那么频繁,就可以照顾相同数目的病人。因此,我们要去改变的是我们的看诊方法,而不是在医疗行为上打折扣。

照顾荷包还是照顾病人?

　　我知道在绩效支薪制度医院工作的医师会说,如果我门诊不多看一些病人,我的薪水就缩水了! 我就要问,您到底是在照顾自己的荷包,还是在照顾病人? 更何况去改变不良的医疗政策或支薪制度,也是一个医师的责任。

　　美国医学协会医师行为准则第三条说:"医师必须遵守法律,但也要负责改变有违病人权益的规定。"第六条说:"医师为了要提供适当的医疗,除急诊情况外,有自由选择服务的对象、工作伙伴和执业场所的权利。"

　　如果你们认为医院的支薪制度不合理,就应该去改变它。

如果我们认为健保的制度不良、给付不敷成本，会影响到病人的权益、影响到医疗质量，我们就要理直气壮、堂堂正正地去改革健保制度，而不是为了应付健保，而丢弃行医的基本原则。

再者，根据第六条行为准则，除了急诊，为了要维护医疗质量，医师是可以拒绝病人的。就如在美国限制门诊量是理所当然的事。说要找你看病的人太多，所以不得不多看病人，这样的理由是不成立的。

第三，是健保乌托邦的迷思。谈到影响我们作业的不良制度，我想起去年十月台湾各大报纸出现了美国媒体夸赞台湾是"健保乌托邦"的标题。我看了有些纳闷，认为在这个标题后应该有个问号。我就从网络去找原文，果然是有个问号。其文章开头说："长久以来，台湾人惯常到保安宫求神拜佛，因为那是他们唯一的健康保险。然而，今天的台湾人每个月只要缴交约美金二十元的保费，每次门诊只要二美元至十美元的自付额，不必等候，就可以到任何医院看任何医师，而且还包括现代和传统医疗……"其实，这篇文章最后的一句话最值得玩味。作者说："也许台湾人过去的求神拜佛果真应验了！"我们难道看不出来这句话的嘲讽意味吗？

我最近有一个半月不在台湾，回来后稍稍看了一下报纸，在这一个半月内的医疗新闻，连续五则都指出台湾的医疗质量有很大的问题。过去因为没有资料可供分析，而且也没有人去分析，大家都说我们医疗仪器设备都是国际水平，就把它与医疗水平划上等号。台湾医院经常开记者会宣传新的手术法或治疗法，说它的成功率或治愈率如何如何，然而，他们引用的其实是别人的数据，因为那个宣布的医院才要开始做，一点经验都没有。而且，会开什么刀，会做什么治疗，并不表示什么人来做结果都是一样的。就如同样是卖小笼包，并不是每一家卖的都同样好吃是一样的道理。但是，民众常常被这种新闻误导。

再者，台湾医院也常开记者会宣布他们做某种手术破百例、破千例，但是从来不告诉你成功率、死亡率是多少，民众也不懂得去质疑，因此就沉醉在健保乌托邦中！

改革先改观念

第四是缺乏改革的决心。俗语说"知错才能改"，如果台湾卫生负责人员与医界都标榜台湾的医疗"俗搁大碗""物超所值"，民众也有70%至80%的满意度，显然健保就没有改变的理由了。那么，为什么健保实施八年以来，"健保局"、医界、民众争议不停，改革之声不断呢？这不是很矛盾吗？

问题就出在大家都不愿意讲清楚，说明白。政府负责人员不愿意承认健保制度的制定过程粗糙草率，在财务上没有经过成本计算；为了讨好选民，给付范围又包山包海，给付不敷成本，并且轻重不分——如初诊、复诊同样地给付；要开三四小时的前列腺癌切除术和开半小时前列腺肥大的搜刮术，给付差不多。

论量计酬的支付制度把诱因放在错的地方，因而扭曲了医疗行为。而医界也不承认他们为了争食健保大饼而扩大门诊量，完全是基于绩效的考虑，而不是为了病人的福祉。多数民众因为没有质量观念，为了贪便宜而不愿多付健保费，为了贪多也乐得与医界配合，多看病、多做检验、多拿药，甚至多开刀。还不知道最后害到的是自己。

如果行政负责人员不能老老实实地向民众揭示，健保制度确实有很多缺失，给付不敷成本，因而导致医疗院所偷工减料，其实是无法维护医疗质量的。到底一分钱一分货，除非调整给付范围，或提高费率，台湾的医疗质量实在堪虑！

如果医界不承认两三分钟的门诊、导管的重复使用、医事人力的精简等，是偷工减料的医疗，又不承认冲门诊量、检验量、多开药、多做手术是违反医疗伦理的行为。医院一方面不断地抱怨健保给付不敷成本，一方面不断地扩张规模、买昂贵的仪器，医界就拿不出充分的理由来要求费率的提升。

张忠谋先生在"创新的四大敌人"中说创新其实就是改革，假如你说我们的社会需要改革，我们的公司需要改革，很少人会不赞成，因为大家心里想的是改革别人，改革若改到自己头上就很困难。

改革困难的理由是它会影响到每个人的行为，甚至影响到那个人的利益。健保改革不容易，也就是因为健保制度的改革必须从医师和病人的观念和行为改起。同样地，医学教育的改革也要从教师和学生的观念和行为改起。如果大家没有从自己改起的决心，不管有多完美的改革文件，都毫无用处；没有从自己改起的决心，台湾医学就很难进步。